Das organische Psychosyndrom im Kindesalter

Achtes Internationales Symposium
über das hirngeschädigte Kind
Wien, 29. und 30. Mai 1970

Veranstaltet von der Ludwig Boltzmann-Gesellschaft
zur Erforschung kindlicher Hirnschäden
und der Österreichischen Gesellschaft für Kinderheilkunde

Herausgegeben von

Primarius Dozent Dr. Andreas Rett

Pädiatrie und Pädologie
Supplementum 1

Springer-Verlag
Wien New York 1972

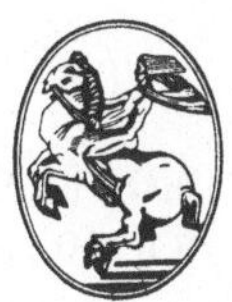

Univ.-Dozent Primarius Dr. Andreas Rett, Vorstand der Abteilung für entwicklungsgestörte Kinder, Neurologisches Krankenhaus der Stadt Wien, Rosenhügel, und Leiter des Ludwig Boltzmann-Institutes zur Erforschung kindlicher Hirnschäden, Wien, Österreich.

Mit 28 Abbildungen

Library of Congress Catalog Card Number 77-186880

ISBN-13: 978-3-211-81050-7 e-ISBN-13: 978-3-7091-5757-2
DOI: 10.1007/978-3-7091-5757-2

Inhaltsverzeichnis

Einführung

Am 29. und 30. Mai 1970 fand in den Räumen des Schlosses Laudon bei Wien das 8. *Internationale Symposion über das hirngeschädigte Kind* statt. Veranstaltet vom *Institut zur Erforschung kindlicher Hirnschäden der Ludwig Boltzmann-Gesellschaft* und der *Österr. Gesellschaft für Kinderheilkunde,* stand das Thema *„Organisches Psychosyndrom im Kindesalter"* im Mittelpunkt der Veranstaltung. Der breite Bogen der behandelten Störungen, die Vielzahl der Blickpunkte, aus denen das Problem betrachtet wurde, und die Erkenntnis, daß es sich hierbei um ein eminent wichtiges Kapitel der Human-Medizin handelt, waren für den Ablauf dieser Tagung bestimmend. Immer wieder wurde klar, daß die moderne Medizin das akute Geschehen im Zentralnervensystem des Kindes immer besser in den „Griff" bekommt. Die Nachuntersuchungen solcherart geretteter Kinder hingegen weisen aber darauf hin, daß die Folgen, vor allem im Bereich des Verhaltens, doch meist größer sind, als man dies anfänglich erhoffte. Nur Langzeit-Kontrollen lassen exakte und verwertbare Schlüsse zu. Und diese Kontrollmöglichkeiten wird die moderne Neuropädiatrie fordern müssen, wenn sie dem Kind und seinen vielfältigen Schwierigkeiten gerecht werden will.

A. Rett

Zur Problematik des hirnorganischen Psychosyndroms beim Kind

Von

A. Rett

Neurologisches Krankenhaus der Stadt Wien, Rosenhügel,
Abteilung für entwicklungsgestörte Kinder und
Ludwig Boltzmann-Institut zur Erforschung kindlicher Hirnschäden, Wien, Österreich
(Vorstand: Prim. Univ.-Doz. Dr. Andreas Rett)

Zusammenfassung

In der Definition Manfred Bleulers kann der Begriff des hirnorganischen Psychosyndroms voll und ganz auf die kindlichen Hirnschäden Anwendung finden.

Aus der Fülle neurologischer und psychologischer Achsen-Symptome, die bei prae-, peri- und postnatal entstandenen Hirnschäden zu erkennen sind, können jene Zeichen, die man für das hirnorganische Psychosyndrom als charakteristisch fordern muß, unschwer entnommen werden. Unterschiede in den Ursachen der Läsionen in cerebro führen lediglich zu graduell quantitativen, nicht aber zu wesentlichen qualitativen Verschiedenheiten innerhalb des Psychosyndroms.

Auch der Zeitpunkt der Schädigung beeinflußt zunächst nur die Schwere des Zustandsbildes. Das Kindesalter fordert allerdings spezielle Betrachtungsweisen in Hinblick auf die jeweilige Wachstums- und Reifungsphase, in der die Schädigung entstanden ist und die das Kind im Laufe des Heranwachsens durchläuft. Das exogene Moment, durch die Umwelt und ihre Stellung zum Kind und seine Krankheit gebildet, beeinflußt diese Entwicklung sehr stark. Frühdiagnose und daraus resultierende therapeutische und heilpädagogische Konsequenzen sind die Forderungen, die heute nicht mehr übersehen werden dürfen.

Da jedes Kind, das einem Prozeß ausgesetzt ist, der zur Schädigung des Zentralnervensystems führen kann, früher oder später die Zeichen des organischen Psychosyndroms entwickeln kann, ist der Begriff des Risiko-Kindes weit genug zu fassen.

Konsequente klinische und psychologische Kontrollen aller jener in diesen Rahmen einzuordnenden Kinder sind eine Conditio sine qua non; denn, je früher wir in der Lage sind, Zeichen des hirnorganischen Psychosyndroms zu diagnostizieren und zu behandeln, umso weniger werden diese die Entwicklung des Kindes zu stören vermögen bzw. desto früher sind die verschiedenen Funktionsbereiche an die Norm heranzubringen.

Summary

Problems of the Psycho-Syndrome Based on Organic Brain Damage in Children

Manfred Bleuler's definition of a psycho-syndrome based on organic brain damage can be fully applied to brain damage in children.

The symptoms that should be considered as characteristic for the psycho-syndrome based on organic brain damage can be easily singled out from the variety of neurological and psychological leading symptoms apparent in pre-, peri- and postnatal brain damage. Differences in the causes of the lesions in cerebro merely lead to gradual quantitative but not to essential qualitative differences within the psycho-syndrome.

The timing of the damage merely influences the severity of the syndrome at first. However, special consideration must be paid to the relevant phase of growth and maturation in infancy when the damage originated and those subsequently passed through by the child. The exogenous moment conditioned by the environment and its attitude to the child and its illness has a strong influence on this development. Early diagnosis and the therapeutic and remedial pedagogic consequences can no longer be neglected. Since any child exposed to a process that may lead to damage to the central nervous system can develop the symptoms of organic psycho-syndrome sooner or later, the concept of the child facing that risk must be broadly defined.

Through consequent clinical and psychological control of all children falling into this category are a conditio sine qua non, for the sooner we can diagnose and treat symptoms of the organic psycho-syndrome, the less these symptoms will be able to inhibit the children's development and the earlier the various functional aspects can be approximated to the norm.

Der Begriff des *hirnorganischen Psychosyndroms* wurde bereits vor langer Zeit geprägt, doch erst innerhalb der letzten Jahre hat er breiten Eingang in die Medizin genommen, nachdem er vorher nur jenen Psychiatern geläufig war, die sich mit den Spätfolgen hirnorganischer Schäden auseinanderzusetzen hatten. Auch heute noch wissen die meisten Ärzte zu wenig um die schwerwiegende Bedeutung dieses Syndroms, vor allem um die Tatsache, daß hirnorganische Schäden, unabhängig von ihrer Provenienz und Lokalisation, früher oder später einzelne, mehrere oder alle Zeichen des hirnorganischen Psychosyndroms erkennen lassen.

Die medizinischen, medikamentösen, technischen und physikalischen Leistungsmöglichkeiten der modernen Unfall-Chirurgie in Zweifel zu ziehen, hieße den Fortschritt der Medizin an sich zu leugnen. Aber an der Überlegung vorbei zu gehen, ob nun z. B. ein Kind, das nach tagelanger Bewußtlosigkeit wieder zum „Leben" erwacht und langsam wieder zur Betätigung aller motorischen und geistigen Funktionen gelangt, auch gesund im Sinne einer restitutio ad integrum wird, hieße die Augen vor einer möglichen Entwicklung verschließen, die — früher oder später — zur Erkenntnis führen muß, daß es nach hirnorganischen Läsionen keine restitutio ad integrum geben kann.

Dieser Auffassung wird zunächst entgegengehalten werden, daß sie zutiefst pessimistisch ist und die modernen Erkenntnisse und Möglichkeiten der Rehabilitation nicht beachtet. Zweifellos, die Resultate unserer chirurgischen, psychotherapeutischen und heilpädagogischen Bemühungen haben sich wesentlich verbessert, die Mortalität kindlicher Schädel-Hirntraumen hat sich enorm verringert.

Doch Mortalität ist nicht mit Morbidität gleichzusetzen, und es hat den Anschein, daß das Absinken der Mortalität geradezu zwangsläufig ein Ansteigen der Morbidität mit sich bringt. Nun, derartige Überlegungen lassen sich an jenen Stationen, die sich mit dem akuten traumatischen Geschehen befassen, kaum bestätigen, denn *das*, was man hirnorganisches Psychosyndrom nennt, entwickelt sich in vielen Fällen oft erst Jahre nach dem akuten Geschehen. Auch hier ist es, wie im Folgenden ausgeführt werden soll, eine Frage der Qualität und Intensität der klinischen und psychologischen Nachuntersuchungen, wann und in welcher Ausprägung und Zusammensetzung die Symptome erkannt und registriert werden. G. Göllnitz hat in seinem Grundsatz-Referat M. Bleuler zitiert, der sagte: „Soweit unser heutiges Wissen reicht, sind also die chronischen Psychosyndrome bei lokalisierten Hirnschädigungen unter sich ähnlich, ganz unabhängig davon, durch welchen Krankheitsprozess sie entstanden und wie sie lokalisierbar sind.“

Es ist für den praktisch tätigen Neuropädiater erschütternd, feststellen zu müssen, wie sehr dieser Satz auf alle jene prae-, peri- und postnatal entstandenen Zustandsbilder Anwendung finden kann, ja finden muß, die wir unter dem Begriff der kindlichen Hirnschäden zusammenfassen. Auch hier ist es so, daß unabhängig von der Art der Noxe (vom Zeitpunkt der Schädigung her gesehen wird das Ausmaß des Schadens mitbestimmt), bei fast allen klinisch bekannten und auch jenen noch nicht exakt definierten und ätiologisch erfaßten Zustandsbildern (deren es bekanntlich mehr gibt als wir wahr haben wollen), klinische und psychologische Achsensymptome aufscheinen, die, auf die jeweilige Reifungsphase projiziert, in den Rahmen des hirnorganischen Psychosyndroms passen und auch dort eingereiht werden müssen. Je intensiver die Beschäftigung mit diesen Krankheitsbildern, je größer die Erfahrung, umso klarer wird diese Erkenntnis der so zahlreichen Gemeinsamkeiten.

Wir haben diese sogen. Achsen-Symptome vor kurzem in dieser Zeitschrift en detail beschrieben und dabei darauf verwiesen, daß wir immer wieder die Feststellung machen, daß es fast kein bekanntes und in Ätiologie und Symptomatik exakt definiertes Syndrom gibt, das davon auszunehmen wäre, daß aber das Vorhandensein einzelner oder mehrerer Zeichen des hirnorganischen Psychosyndroms häufig der einzige Hinweis für das Vorliegen einer Hirn-Schädigung ist. Bemerkenswert ist, und dies sollte zu denken geben, daß in den Standard-Lehrbüchern der Begriff des hirnorganischen Psychosyndroms meist fehlt, oder nur kursorische Hinweise wie Schwachsinn oder Epilepsie gegeben werden. Fast nie finden sich Hinweise auf Störungen des Verhaltens, die ja im Gebiet des hirnorganischen Psychosyndroms eine so starke Bedeutung haben. Wie soll eine Beratung der Angehörigen eines hirngeschädigten Kindes erfolgen, wenn gerade das Zentralproblem seiner Störung, ihre Auswirkungen auf das Verhalten im Rahmen seines Milieus, vergessen wird? Während die kompliziertesten und aufwendigsten Labor-Resultate in extenso gelehrt und beschrieben werden, mangelt es an jenen Hinweisen auf Symptome, die das tägliche Leben und die Entwicklung des Kindes weitgehend steuern. Es erscheint uns deshalb unerläßlich, das hirnorganische Psychosyndrom eingehend zu erörtern. Diese Notwendigkeit führte zu diesem Symposion, bei dem, von verschiedensten Seiten her betrachtet, die breite Bedeutung dieses Begriffes zur Darstellung kommen sollte.

Daß das Ausmaß des hirnorganischen Defektes, um es überspitzt auszudrücken, die Zahl der zugrundegegangenen bzw. in ihrer Entstehung verhinderten Nervenzellen für das Ausmaß des organ. Psychosyndroms bestimmend ist, ist klar, doch im wesentlichen handelt es sich hier nicht so sehr um qualitative als um graduelle Unterschiede innerhalb des organischen Psychosyndroms.

Es ist heute nicht mehr zu übersehen, daß man in der Betrachtung zweier großer und bedeutender Gebiete der Pädiatrie, nämlich der Frühgeburtlichkeit und der Encephalitis, in der letzten Zeit zu neuen Schwerpunkten gekommen ist. Die technische Perfektion der modernen Frühgeburtenaufzucht kann kaum mehr gesteigert werden; das der Frühgeburt im Inkubator gebotene Milieu ist den modernsten Erfahrungen angepaßt und kaum mehr zu verbessern. Die breite Palette der heute zur Verfügung stehenden antibiotischen Wirkstoffe dürfte ebenfalls nur in kleinen Details noch wirksamere Effekte bringen. Von der medikamentösen bzw. biotechnischen Seite her werden weitere eklatante Fortschritte nur im beschränkten Maße möglich sein. Die in den letzten drei Dezennien rasante Entwicklung hat uns aber über dem Erfolg des Augenblickes die Langzeit-Beobachtung einigermaßen vergessen lassen. Und so stehen wir heute in diesen beiden Gebieten vor derselben Situation wie die Unfall-Chirurgie beim Schädel-Hirntrauma: je länger und intensiver wir nach dem akuten Ereignis den Lebensweg des Kindes verfolgen, desto klarer werden jene Symptome zu erkennen sein, die uns feststellen lassen, daß im Rahmen des akuten Geschehens der Untergang von Nervenzellen mit den hierfür charakteristischen neuro-histologischen Veränderungen nicht bei allen Patienten in dem Maß verhindert war, wie man es erhofft und nach der Erholung aus dem ursprünglich schweren und vielfach dramatischen akuten Krankheitsprozeß erwartet hat.

Hier, zu diesem Zeitpunkt, beginnt bereits jener pro futuro häufig unheilvolle Prozeß, zusammengesetzt aus organischer Läsion und Umwelt-Reaktion. Je schwerer und lebensbedrohlicher das akute Geschehen, umso intensiver ist die Verwöhnung des Kindes durch seine Angehörigen, umso eher werden krankheitsbedingte Verhaltensweisen übersehen, verkannt, falsch interpretiert, geduldet, ja oft sogar gefördert. Das, was man „Verwöhnungs-Verwahrlosung“ nennt, ist im Grunde nichts anderes als hirnorganisches Psychosyndrom plus Verwöhnung. Daß die Weichen der Entwicklung des hirnorganisch Geschädigten bereits zu diesem Zeitpunkt gestellt werden, wird fast nie erkannt, läßt sich aber in retrospektiver Analyse meist unschwer aufklären. Darum erscheint es uns notwendig, daß jedes Kind, das durch ein akutes Ereignis das Risiko einer hirnorganischen Schädigung in sich trägt, eben auch als Risiko-Kind zu betrachten und zu betreuen ist. Man mag dagegen einwenden, daß ein solches umfassendes Programm enormen Aufwand an Untersuchungen, an Personal in ärztlicher und psychologischer Hinsicht erfordert, doch haben wir keine Zweifel, daß in dieser

Arbeit die Zukunft der modernen Kinderheilkunde liegt. Zu sehr haben wir uns bisher mit Momentanerfolgen zufrieden gegeben und waren stolz auf die Leistungen, deren Wert hier keineswegs bestritten werden soll. Sie haben uns nur viel zu wenig Zeit dazu gelassen, das Schicksal aller jener Kinder über längere Zeiträume hinweg zu verfolgen, bei denen das Risiko einer Hirnschädigung anzunehmen war. Die Fähigkeit des selbständigen Laufens, des Greifens, „Mama", „Papa" und „Auto"-Sagens genügen aber nicht, um ein Kind als gesund und normal zu bezeichnen und aus der Betreuung und Beobachtung zu entlassen.

Es ist ein geradezu tragisches Versäumnis, daß nur sehr selten Kinder noch Jahre nach dem akuten Geschehen mit ihren psychoorganischen Symptomen wieder in die Beobachtung jener Ärzte gelangen, die sie während des akuten Geschehens betreuten. Wie soll zum Beispiel jener Geburtshelfer, der eine perinatale Asphyxie mit allen medikamentösen und technischen Mitteln zu überwinden vermochte, jemals erfahren, was aus diesem Kind wurde? Hat es sich zur vollen Gesundheit entwickelt oder nicht?

Wir dürfen uns auch nicht darüber wundern, daß die Geburtshelfer lange Zeit keine Beziehung zu jenen Störfaktoren und ihren Folgen fanden, die uns heute so wichtig erscheinen. Heute konzentriert sich die Geburtshilfe auf die Notwendigkeiten des akuten Geschehens. Aber immer wieder muß es gesagt werden: die Tatsache, daß ein Kind ein akutes Geschehen überlebt hat, ist an sich eine medizinische Leistung, aber noch keine Gewähr dafür, daß das solcherart gerettete Kind auch gesund sein wird. Es muß betont werden, daß wir uns eben im positiven wie im negativen vor Generalisierungen hüten müssen. Ebensowenig wie es möglich ist zu erklären, daß jede Frühgeburt, unter entsprechenden Bedingungen aufgezogen, gesund sein wird, können wir sagen, daß jede Frühgeburt hirngeschädigt sein muß. Der Begriff des erhöhten Risiko ist aber einfach nicht zu leugnen. Da jedoch das Ausmaß der Risken von zahlreichen Faktoren abhängt, müssen wir diese auch in unser Betreuungs-System einbauen und einkalkulieren.

Eigene Nachuntersuchungen auf dem Gebiete der Frühgeborenen haben uns gezeigt, daß es in der Kinderheilkunde und bei allen das zentrale Nervensystem betreffenden Prozessen kein „alles oder nichts"-Gesetz nach dem Motto: „entweder das Kind stirbt oder es erholt sich und ist gesund" gibt. — So einfach macht es sich die Natur auch im Zeitalter der Raumfahrt nicht.

Die Nachuntersuchung aller Risiko-Kinder wird 3 verschiedene Entwicklungs-Möglichkeiten darlegen:

1. Jene Gruppe von Kindern, bei denen bereits relativ früh einseitige organisch-neurologische bzw. psychologische Symptome einer Hirnschädigung festzustellen sind.
2. Kinder, bei denen auch über die sogen. entwicklungskritischen Zeiträume hinweg (z. B. Einschulung, Umschulung von der Volks- in die Hauptschule) keine Zeichen eines organischen Psychosyndroms zu erkennen sind.
3. Die Gruppe jener Kinder, die zunächst als unauffällig angesehen wurden

und bei denen erst im Laufe ihrer Entwicklung Zeichen des organischen Psychosyndroms registriert werden können.

Wenn wir in unsere Betrachtungen auch noch jene 4. Gruppe der im Rahmen des akuten Geschehens verstorbener Kinder einbeziehen und zu den anderen in Beziehung setzen, so können wir unschwer die quantitativen und qualitativen Verschiebungen innerhalb der letzten Jahre bzw. Jahrzehnte abschätzen. Die Gruppe der im akuten Geschehen Verstorbenen nahm rapid ab, die Gruppen der Gesunden bzw. Defekten nahmen im selben Maße zu. Nun ist die Einteilung in „gesund" und „defekt" umso schwieriger, je oberflächlicher die Beurteilung. Je intensiver und langfristiger die Nachuntersuchung, desto deutlicher wird die Relativität des Begriffes „gesund".

Wir wissen, daß die 3. Gruppe unser Interesse ebenso verdient wie die erste und zweite. Dies aus vielen Gründen. Zunächst aus einem soziologischen, der darin zu suchen ist, daß bestimmte Zeichen einer Störung von den Angehörigen fast immer verdrängt, d. h. bewußt oder unbewußt übersehen werden, weil sie es einfach nicht wahrhaben wollen, daß eine Abweichung von der Norm in irgendeiner Form besteht. Häufig werden solche Eltern bewußt oder unbewußt aus falsch verstandener Rücksichtsnahme auch von Ärzten über ihre Ängste und Sorgen hinwegtäuscht. Ein weiterer Grund ist der, daß viele Symptome einer hirnorganischen Läsion zunächst deshalb nicht erkannt werden, weil das Fehlen oder der gestörte Ablauf einer Funktion noch nicht auffiel, da diese Funktion bisher noch nicht gefordert werden mußte. Erst wenn ein Kind mit 2 Jahren noch nicht frei zu gehen vermag, denkt man daran, daß ein Störung vorliegen könnte, die als Ursache dieser Verzögerung in Betracht gezogen werden müßte. Noch deutlicher werden solche Mechanismen im Bereich der Sprachstörungen, wo man den Zeitpunkt des Sprachbeginnes willkürlich noch weiter hinausschieben kann. Häufig werden andere Kinder als Beispiele — die ohne als Vergleich dienen zu können — herangezogen, um sich über die Realität hinwegzutäuschen. Bei gründlicher, regelmäßiger Untersuchung und Kontrolle können heute mit Hilfe der klinischen, elektrophysiologischen und psychologischen Untersuchungsmethoden solche Defekte bereits sehr früh erfaßt und auch möglicherweise schon behandelt werden. Frühdiagnose und Frühtherapie sind auch hier conditio sine qua non.

Als einen weiteren Grund zur Notwendigkeit dieser Langzeit-Kontrollen der 3. Gruppe möchten wir schließlich die Möglichkeit sehen, daß die Bedeutung pathogener Faktoren in ihrem vollen Ausmaß nur dann abzusehen und abzugrenzen ist, wenn wir diese zahlenmäßig große, wenn nicht größte Gruppe in die Gesamtstatistik einbeziehen.

Daß solche Arbeit nur im engsten Kontakt eines Ärzteteams erfolgen kann und die Zusammenarbeit von Schwangeren-Beratern und Geburtshelfern, Pädiatern, Neuro-Pädiatern und Psychologen grundsätzliche Voraussetzung ist, um zu verwertbaren Ergebnissen zu gelangen, klingt an sich völlig verständlich. Doch, betrachten wir dieses Problem realistisch, so müssen wir feststellen, daß so ein Team nur vereinzelt an ganz wenigen Orten tatsächlich existiert und funktioniert.

Was wir organisches Psychosyndrom nennen, so früh wie möglich zu erkennen und die daraus notwendigen erzieherischen, therapeutischen und heilpädagogischen Maßnahmen einzuleiten, ist also eine unerläßliche Aufgabe. Es ist nach unserer Meinung auch notwendig, bei allen Erkrankungen, die zu einem hirnorganischen Psychosyndrom führen können, auch wenn ein solches im Moment, d. h. nach dem akuten Geschehen noch nicht besteht, auf solche Zeichen zu achten. Wir wissen, daß der Begriff des organischen Psychosyndroms im Sinne M. Bleulers sehr weit gefaßt werden muß. Störungen des Verhaltens, der intellektuellen Leistungsfähigkeit und die Neigung zu cerebralen Krampfanfällen sind nach unserer Meinung *jene drei* Hauptgruppen des Syndroms im Kindesalter, innerhalb deren eine Vielzahl von Symptomen eingeordnet werden können. Die nachfolgende Zusammenstellung enthält jene Zeichen, die wir für bedeutungsvoll halten und auf die zu achten ist. Daß sie sich weitgehend mit jenen Symptomen decken, die man bisher im Rahmen des organischen Psychosyndroms einordnete, zeigt die Berechtigung, die kindlichen Hirnschäden in diesen Begriff voll einzubeziehen.

Die Vorträge und Diskussionen dieses Symposions zeigten sehr deutlich die verschiedenen Schwerpunkte, den unterschiedlichen Stellenwert einzelner Symptome im Gesamtbild, abhängig vom Standpunkt des Betrachters, vom jeweiligen Krankengut und dem speziellen Forschungsgebiet. Es scheint, daß Manfred Bleuler in seiner Definition des Prinzipiellen in weiser Voraussicht in des Wortes wahrster Bedeutung nicht nur den Rahmen, sondern gleichermaßen den Inhalt aufgezeigt hat. Uns bleibt die Aufgabe, die Details zu erkennen und einzuordnen. Daß das geschädigte kindliche Gehirn den gleichen prinzipiellen Bedingungen unterworfen ist, ist von den speziellen Gegebenheiten, von Entwicklung, Aufbau und Funktion des Zentralnervensystems abhängig. Was gegenüber dem Erwachsenen beim Kind zusätzliche Aspekte erkennen läßt, ja eben entwicklungsspezifische Betrachtung erfordert, ist die Tatsache, daß der Zeitpunkt der Schädigung nicht ein erwachsenes ausgereiftes Gehirn, sondern ein in Wachstum, Entwicklung und Reifung befindliches Gehirn betrifft und die Variationsbreite der Schäden dadurch größer wird. Nicht nur der Status quo eines diagnostizierten organischen Psychosyndroms ist beim Kind von Bedeutung, sondern ebenso dessen Veränderungen im Laufe des weiteren Wachstums und der Entwicklung des Kindes. Den Einfluß der Pubertät auf das organische Psychosyndrom zu übersehen, wäre verhängnisvoll.

Ebenso müssen wir bedenken, daß diese Symptomatik im Kindesalter durch die Stellung der Umwelt zum Kind und seinen Störungen und den daraus resultierenden Erziehungs- und heilpädagogischen Maßnahmen beeinflußt werden kann: positiv oder negativ, das entscheidet sich nicht zuletzt an der rechtzeitigen Aufklärung der Angehörigen und der Orientierung aller pädagogischen Maßnahmen.

Anschrift des Verfassers: Primarius Univ.-Doz. Dr. Andreas Rett, Neurologisches Krankenhaus der Stadt Wien, Rosenhügel, Abteilung für entwicklungsgestörte Kinder, Pav. XVII, Versorgungsheimplatz 1, A-1130 Wien, Österreich.

Das organische Psychosyndrom — ein klinischer Begriff

Von

G. Göllnitz

Abteilung für Kinderneuropsychiatrie der Universitäts-Nervenklinik Rostock, Deutschland
(Direktor: Prof. Dr. sc. med. Gerhard Göllnitz)

Mit 4 Abbildungen

Zusammenfassung

Die historische Entwicklung des Begriffes seit Bonhoeffer, Eugen und Manfred Bleuler bis in unsere Zeit wird dargestellt und auf das hirnorganische psychische Achsen-Syndrom eingegangen; der Komplex „frühkindliche Hirnschädigung" definiert und in Hinblick auf seine Entstehung erläutert. Eingehend werden die Teilgebiete des chronischen psychischen Achsensyndroms dargelegt und in die spezifischen hirnorganischen und vegetativen Symptome aufgeschlüsselt.

Auf die Bedeutung der Frühdiagnose und die psychodiagnostischen Methoden wird verwiesen.

Summary

The Organic Psycho-Syndrome — a Clinical Concept

The historical development of the concept from Bonhoeffer, Eugen and Manfred Bleuler till the present time is presented and the psycho-syndrome based on organic brain damage described, the complex of "brain damage" in early childhood defined and its origin explained. The various aspects of the chronic psycho-syndrome are explained in detail and the specific organic symptoms of the brain and the vegetative symptoms enumerated.

The importance of early diagnosis and of psycho-diagnostic methods is emphasized.

I. Zur Geschichte

Seit Bonhoeffer, Eugen und Manfred Bleuler gehört es zu dem sicheren Wissen der Nervenheilkunde, daß schwere körperliche Erkrankungen, die sich auf das Gehirn auswirken, und ganz speziell akute sowie chronische Hirnkrankheiten *eine* Grundform psychischer Störungen verursachen, die wir als *„akuten exogenen Reaktionstyp"* oder *„chronisches hirnorganisches Psychosyndrom"* bezeichnen.

Die epochemachende Grunderkenntnis dieser beiden Forscher war es, daß aus den vielen somatischen Noxen nicht ebensoviele spezifische psychopathologische Syndrome resultieren. Bleuler sagt wörtlich: „Soweit unser heutiges Wissen reicht, sind also die chronischen Psychosyndrome bei lokalisierten Hirnschädigungen unter sich ähnlich, ganz unabhängig davon, durch welchen Krankheitsprozeß sie entstanden sind und wie sie lokalisiert sind. Man kann von einem gemeinsamen symptomatologischen Rahmen aller hirnlokalen Psychosyndrome sprechen.“ Letzterer ist gekennzeichnet „durch Störungen der Antriebshaftigkeit, der Stimmungen und der Einzeltriebe bei völligem oder weitgehendem Erhaltenbleiben der intellektuellen Funktionen.“

Es sei gleich vorweggenomenm, daß dieser gemeinsame symptomatologische Rahmen im Kern auch für das Kindesalter gilt, sowohl für den Komplex der „frühkindlichen Hirnschäden“ als auch für die in den verschiedenen kindlichen Entwicklungsphasen eingetretenen hirnorganischen Noxen. Indes kommen aber für das Kindesalter noch einige gewichtige Gesichtspunkte hinzu, so daß eine Übertragung dieser für das Erwachsenenalter unbestrittenen Fakten auf das Kindesalter nicht ohne Einschränkungen möglich ist: Die Unreife des noch in Entwicklung begriffenen kindlichen Gehirns, die noch größeren Kompensationsmöglichkeiten und die entwicklungsbedingte Abhängigkeit des Kindes von prägenden Umwelteinwirkungen, die wiederum durch die vom Reifeprozeß des Gehirns abhängenden Entwicklungsphasen beeinflußt werden, verlangen eine besondere kindgemäße Betrachtung des hirnorganischen Psychosyndroms.

Beim Erwachsenen nämlich bedeutet eine Hirnschädigung meist eine zeitlich zuordenbare Zäsur. Er hat eine bereits ausgebildete und fixierte Persönlichkeits- und Leistungsfassade erreicht, hat soziale Einordnung, eine bestimmte Wissensbasis, Ausdauer, Arbeitsstil und Konzentrationsvemögen gelernt. Ein Kind hingegen muß diese Funktionen erst erwerben. Es befindet sich noch in einem ausgesprochen dynamischen Entwicklungsprozeß. Andererseits hat das Kind mehr Ausgleichsmöglichkeiten als der Erwachsene, vorausgesetzt, daß diese von der Umgebung genutzt und gefördert werden.

Den Auftakt für psychopathologische Studien im Kindes- und Jugendalter im Hinblick auf organische Schäden gaben die Encephalitisepidemien und entsprechende Bearbeitungen durch Bonhoeffer, Stern, Thiele, Asperger. Villinger rechnete bereits zu einem nicht geringen Teil Psychopathie, Neuropathie und abnorme Erlebnisreaktionen im Kindesalter zu den Folgezuständen nach organischen Hirnschäden.

1953 faßten wir die Gemeinsamkeiten im psychischen Bild bei Kindern mit Folgezuständen nach frühkindlichen Hirnschäden als *„hirnorganisches psychisches Achsensyndrom“* zusammen. Bradley (1955) subsummierte diesen Kern psychischer Störungen als „primäre“ Symptome und Corboz (1958) sprach ausgehend von der Analyse an mit Hirntumoren erkrankter Kinder von einem „hirnorganischen Psychosyndrom“. Weitere Bearbeitungen liegen vor von Bilikiewicz, Kucera, Luria, Lutz, Rett und Mitarbeiter, Rydzinski, Simon, Spiel.

Aus dem Bestreben, die Grundstörung des psychopathologischen Bildes bei hirngeschädigten Kindern herauszuarbeiten, bedienten sich Strauss, Kephart, Lethinen (1955) und Bender (1940) gestaltpsychologischer Untersuchungsmethoden mit Hilfe der Figur-Grund-Relationen, wie sie von Goldstein, Gelb (1920) und Scherer (1946) entwickelt wurden. Darauf basieren auch weitere Forschungen von Wewetzer (1959), Annell (1961), Wunderlich (1963) und z. T. auch Lempp (1964). Beiträge zu diesem Komplex lieferten die Untersuchungen an ernährungsgestörten Kindern (Lange-Cosack, Stolte, Hallmann, Müller, Altegoer u. a.) an kindlichen Hirntraumen (Lange, Cosack, Laux, Bues, Kleinpeter), Infektionskrankheiten (Annell, Schachter, Bachmann, Bosch), Krampfleiden (Bamberger, Matthes, Doose, Jantz, Külz, Popella).

Die weitestgehende Unabhängigkeit der psychopathologischen Kernsymptomatik nach frühkindlichen Hirnschäden vom Ort der Schädigung wurde durch v. Stockert und Stutte noch 1960 sehr in Zweifel gezogen. Auch wir versuchten, ebenso wie Lempp, durch laufende Überarbeitung des inzwischen recht umfangreichen Kindergutes immer wieder lokalisatorische Gesichtspunkte herauszufinden, jedoch gelangen alle diese Versuche nicht. Vielmehr als ein bestimmtes Kolorit der vorhandenen Grundstörungen ließ sich dabei nicht finden. Umgekehrt zeigen kindliche Demenzprozesse, wie außerordentlich lange bestimmte Werkzeugfunktionen erhalten bleiben können bei ausgedehnten Entmarkungen temporo-parietooccipital (Göllnitz u. Berthold).

II. Zum Begriff

Unter dem Komplex „frühkindliche Hirnschädigung" versteht man heute einen Sammelbegriff ätiologisch, zeitlich und pathologisch-anatomisch verschiedenartiger Störungen, die das eine gemeinsam haben, daß sie das noch in Entwicklung befindliche ZNS eines Kindes beeinträchtigten. Die Folgeerscheinungen auf neurologischem und psychopathologischem Gebiet bezeichnen wir mit dem Sammelbegriff *„Encephalopathie"* und setzen je nach dem Zeitpunkt der Schädigung als Attribut noch *pränatal, perinatal* und *postnatal* davor.

In der *pränatalen* Entwicklungsperiode können wir von einer Hirnschädigung logisch erst dann sprechen, wenn sich die Organe differenziert haben. Auch tut man gegenwärtig noch gut, den Komplex *endogen und exogen genetisch* bedingter Entwicklungsstörungen aus unseren Betrachtungen herauszunehmen. Wir nennen alle Schäden, die in der Zeit zwischen der 4. Schwangerschaftswoche bis zum 4. Schwangerschaftsmonat fallen, *Embryopathien.* Erkrankt hingegen die Frucht nach Ausbildung der Plazenta, also vom 4. Monat ab bis zur Geburt, spricht man von *Fetopathien.*

Die Abgrenzung des *perinatalen* Zeitraums fällt relativ leicht, nämlich vom Beginn der Geburt bis längstens zum 10. Lebenstag des Neugeborenen, dem eigentlichen Ende der Neugeborenenperiode (*Abb. 1*).

Der *postnatale* Zeitraum beginnt nach dem 11. Lebenstag. Schwieriger wird jedoch die Bestimmung des Endtermines. Einige Autoren (Huffmann, Lempp u. a.) rechnen diesen postnatalen Bereich bis zum Ende des 1. Lebensjahres. Unter Berücksichtigung der telencephalen Retardation (Spatz 1949), zytoarchitektonischer Befunde von Filimonoff (1929) und Aldama (1930) wird ein Abschluß der Zelldifferenzierung erst zwischen dem 6. bis 8. Lebensjahr erreicht. Berücksichtigen wir weiter:

1. daß mit dem 6. Lebensjahr das Kind in seiner psychischen Entwicklung die Schulreife erreicht,

2. daß im EEG sich um das 6. Lebensjahr relativ deutlich dominierend die Alphawellen-Aktivität manifestiert (Lesny),

3. daß nach dem 6. Lebensjahr erlittene Hirnschäden gewöhnlich keine primären Störungen in der motorischen Koordination und Reifung mehr verursachen,

4. daß die Sprachentwicklung um das 6. Lebensjahr herum genügend gefestigt erscheint, um auch bei Ausfall des Gehörs nicht mehr regressiv zu verlaufen,

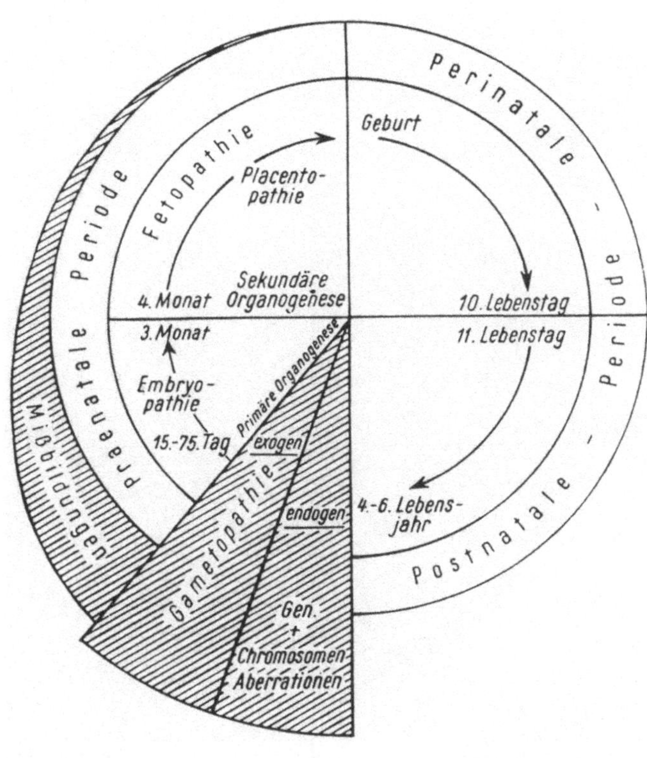

Abb. 1

so möchte ich als äußerste Grenze dieses postnatalen Zeitraums einer frühkindlichen Hirnschädigung das 6. Lebensjahr betrachten. Man könnte — worauf die Analysen von Kindern mit Schädel-Hirntraumen hindeuten — auch diesen postnatalen Zeitraum bis in die Pubertät hinein verlängern, zumal alle hirnorganischen Noxen während dieser Zeit noch Regressionen der Entwicklung, Störungen der Persönlichkeitsintegration neben den jetzt schärfer hervortretenden hirnorganischen und hirnlokalen Symptomen bieten.

Man wird aber grundsätzlich bei jeder bekannten Schädigung nach der Geburt bemüht sein müssen, in der Diagnose die ätiologische Zuordnung erkennen zu lassen, z. B. gedecktes Hirntrauma im 3. Lebensjahr mit Sprachregression und

Encephalopathie usw. Auf keinen Fall aber gehören progredient verlaufende Erkrankungen, beispielsweise angeborene Stoffwechselstörungen, Leukodystrophien, Systemerkrankungen, die mit einer Demenz enden, zu dem hier zu betrachtenden Komplex.

III. Das akute hirnorganische psychische Achsensyndrom

Das menschliche Gehirn in steter Wechselwirkung mit dem Körper und der Umwelt ist Träger der psychischen Entwicklung und aller psychischen Leistungen. Infektionskrankheiten, hohes Fieber, Intoxikationen, Hirntraumen sowie hyper-

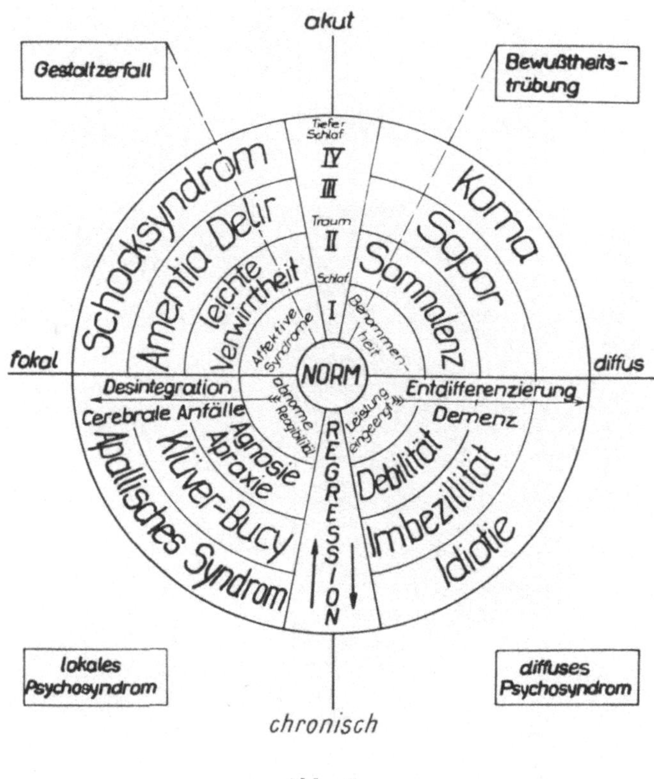

Abb. 2

ergische Reaktionen verursachen auch im Kindesalter den bereits von BONHOEFFER beschriebenen akuten exogenen Reaktionstypus. Als Kernsymptomatik haben wir die verschiedenen Grade der Bewußtseinstrübung sowie auch Formen der Bewußtheitseinengung. Dazu kommen Störungen der Auffassung, gedankliche Inkohärenz und Labilität der Gefühlsreaktionen verbunden mit mehr oder weniger ausgeprägter starker Angst.

Immer gekoppelt daran sind im Kindesalter Erscheinungen der *Regression,* die je nach Schwere und Dauer der krankmachenden Noxe in Stunden oder Tagen sich wieder rückbilden können, jedoch auch in schwereren Fällen Übergänge zu Entwicklungsdisharmonien und einen entsprechenden Entwicklungsrückstand bieten. So wie auch die übrige psychische Symptomatik über eine erhöhte vegetative Labilität sich wieder zur Norm rückentwickeln kann, oder aber fließende Übergänge in das chronische hirnorganische psychische Achsensyndrom bietet. Ein weiteres Charakteristikum für das Kindesalter ist, daß die Bewußtheits-

Lebensalter	Altersgemäßer Erwerb	Regression dieser Leistungen
Säugling 1.–12. Monat + ≈ 20. Monat	Motorische Willkürhandlungen aufrechter Gang sinnesbezogene Zuwendung Emotioneller Kontakt Nachahmungsstereotype Vertrautwerden mit der Außenwelt	Motorische Unruhe Koordinationsabbau Kontaktabbruch emotionale Regression Leerlaufstereotype Angst
Kleinkind ≈ 2–5 Jahre	Sprache Beherrschung der Willkürmotorik lernt sparsame motorische Aktionen Erfassen einfacher Bezugssysteme entwickelt Vertrauen beherrscht Blase — Mastdarm	Sprachabbau, Mutismus Koordinationsverlust Hypermotorik Differenzierungsschwäche Angst Enuresis, Enkopresis
Schulkind 6–10 Jahre	Sprache, Schreiben, Lesen Leistungshaltung Ausbildung sozialer Relationen Gruppenbildungen	Aphasie, Agraphie, Alexie Leistungslabilität Angst Tendenz zu jüngeren Gruppen Aggressionen
Pubertät 11–16 Jahre	Triebbeherrschung Auswahl von Leitbildern Logisches Sinngedächtnis Selbstwertintegration übernimmt höhere gesellschaftliche Ordnungen	Triebablabilität Kritikschwäche Integrationsschwäche Autismus, Angst Aggressionen

Abb. 3

störungen, aber auch delirante und amentielle Syndrome nur relativ kurzzeitig sind und einen schnell wechselnden Verlauf zeigen.

Das nebenstehende Schema (*Abb. 2*) in Anlehnung an Bash und Witter zeigt als Kern der Abweichungen von der Norm, ausgehend von den 4 Stadien der *Schlaftiefe* die *akuten quantitativen Bewußtheitstrübungen:* Benommenheit, Somnolenz, Sopor, Koma, denen im chronischen Sektor die Grade des *intellektuellen Tiefstandes* gegenüberstehen. Die linke Hälfte vermittelt die mehr *lokalen Störungen,* oben die akuten und unten die chronischen. Zwischen allen Sektoren ist ein stufenloser Übergang im Sinne der *Regression,* der *Reintegration* und weiterer *Differenzierung* möglich.

Die folgende Übersicht (*Abb. 3)* vermittelt das wichtige Phänomen der *Regression,* wobei immer die in der jeweiligen Entwicklungsphase soeben erworbenen Funktionen erhöhte Anfälligkeit zeigen und auch im Reparationsstadium zuletzt wiederkehren. Beide Übersichten lassen aber auch erkennen, wie fragwürdig nur einmalig erhobene Querschnittsbefunde für Diagnose und Prognose sind.

I. Unspezifische vegetative Symptomatik	II. Spezifische hirnorganische Symptomatik	III. Hirnlokales Kolorit
Erregbarkeitssteigerung Ablenkbarkeit Reizabhängigkeit	Gesteigerte Ermüdbarkeit Konzentrationserlahmen Leistungsvariabilität	Stammhirnsymptomatik Kleinhirnsymptomatik Zwischenhirnsymptomatik Schläfenhirnsymptomatik Frontalhirnsymptomatik
Affektive Labilität Dysphorie	Vergröberung der Affekte Affektstauungen Affektentladungen Affektverarmung	Agnosie Apraxie
Antriebslabilität Hypermotorische Unruhe	Antriebsüberschuß Ziellose Aggressionen Antriebslahmheit — Stumpfheit	
Erschwerung der Anpassung		
Vegetative Labilität Vasomotorische Störungen Schwache zerebrale Steuerung	Denkverlangsamung Visuomotorische Desintegration Verringerte Differenzierungsfähigkeit	

Abb. 4

Die *Auffassung* wird ungenauer und langsamer. Illusionen sind häufig, aber auch Halluzinationen kommen vor. Diese spielen im kindlichen Erleben nicht die alarmierende Rolle wie beim Erwachsenen und werden auch schneller wieder korrigiert und auch schneller vergessen. Das gilt besonders für das Klein- und Schulkindalter. Auch die *gedankliche Inkohärenz* wird weniger akut und bedrohlich von der Umwelt erlebt, da diese Störungen wegen der noch unscharfen kindlichen Selbstbeobachtung und der noch schwankenden und nicht genügend gefestigten Bezugssysteme und Erfahrungen weniger auffallen und allzuoft von der Umgebung überhaupt übersehen werden. Erst zur Zeit der beginnenden Pubertät ähneln diese Symptome auch im subjektiven Erleben mehr und mehr dem vom Erwachsenen her Bekannten.

Im *Gefühlsleben* dominiert ein läppisch-euphorisches Verhalten in leichteren Krankheitsfällen, bei schwereren dagegen ein ängstlich-erregtes.

IV. Das chronische hirnorganische psychische Achsensyndrom

Das von uns 1953 beschriebene Syndrom kann auch heute nach mehrfachen kritischen Überprüfungen und unter Berücksichtigung des neueren Schrifttums in seinem Kern voll und ganz aufrecht erhalten werden. Es hat sich lediglich als zweckmäßig erwiesen, dieses *Achsensyndrom* noch in 3 Teilbereiche und Schweregrade zu unterteilen, nämlich in die *unspezifische vegetative Symptomatik, die spezifische hirnorganische* Symptomatik und *das hirnlokale Kolorit* (*Abb. 4*).

Wir übersehen ein Patientengut von über 5000 Kindern, bei denen eine Hirnschädigung anamnestisch, somatisch und psychopathologisch verifiziert werden konnte. In den letzten 5 Jahren wurden im Rahmen eines Forschungsvorhabens 2 Kindergruppen katamnestisch nachuntersucht.

2 Gruppen wurden katamnestisch verglichen.

Die Gruppe I enthält 30 Kinder im Alter von 6 bis 9 Jahren, die $3^1/_2$ bis 4 Jahre zuvor, also im Alter von 2 bis 7 Jahren, stationär in der Abteilung für Kinderneuropsychiatrie Rostock untersucht wurden und bei denen die Diagnose einer Encephalopathie vorlag. Die Gruppe II enthält 50 Kinder, jetzt im Alter von 10 bis 13 Jahren, die zuvor im Alter von 6 bis 10 Jahren ebenfalls stationär aufgenommen waren und bei denen eine Encephalopathie diagnostiziert werden konnte.

Die jetzigen Nachuntersuchungen bezogen sich auf Kontrollen von Größe, Gewicht, Karporadiogramm, Elektroencephalogramm, Entwicklung der Hemisphärendominanz und des Körperschemas, intellektueller Leistungsbreite und Ausprägung kognitiver Störungen, Konzentration, Leistungstest nach PAULI, Zielsetzungsverhalten. Für alle diese Untersuchungen lagen entsprechende Vergleiche an gesunden Kindern in den verschiedenen Altersstufen vor, so daß ein statistisch verwertbarer Paarvergleich möglich wurde.

1. Die unspezifische vegetative Symptomatik

Sie bringt auf psychischem Gebiet eine gesteigerte Erregbarkeit infolge einer mangelhaften übergeordneten Steuerung mit sich. Alle Reize können nicht genügend ausgewählt werden, und es fehlt der stille sowie harmonische Ausgleich in der Reizbeantwortung. Das kann schließlich zu einer Reizschutzlosigkeit führen. Eine erhöhte Ablenkbarkeit, Störungen des affektiven Gleichgewichts, Dysphorie und abnorme Pendelschläge der Affekte sowie eine allgemeine Unruhe sind die Folge. Hinzu kommt eine Schwäche in der vitalen Sphäre, Konzentrationsmangel, vorzeitiges Erlahmen im Bereiche des Denkens und Handelns. Kennzeichnend ist, daß alle Leistungen auffällige Schwankungen bieten.

Diese unspezifische vegetative Symptomatik findet sich auch passager bei gesunden Kindern, besonders unter Ermüdung, im Prodromalstadium oder in der Rekonvaleszenz nach körperlichen Allgemeinerkrankungen, aber auch unter schwerwiegenden chronischen seelischen Belastungen sowie recht häufig in der Pubertät. Dort besonders bei isoliert hochwüchsigen, einseitig reifeakzelerierten und asynchron entwickelten Jugendlichen. Während aber die gesunden Kinder (die pubertierenden sowie die psychisch vorübergehend belasteten) solche Erscheinungsweisen mehr oder weniger vorübergehend bieten, läßt sich bei Encephalopathen diese Reaktionsform wie ein roter Faden durch die ganze Kindheit bis hin zur Pubertät verfolgen. Sie kann sogar zeitlebens als besondere Form einer vegetativen Labilität und Leistungsschwäche (Dekompensationsbereitschaft) bestehen bleiben. In der Regel aber findet sich im Laufe der Entwicklung eine gewisse Milderung der Symptomatik. Voraussetzung dafür ist aber ein günstiges Milieu.

2. Die spezifische hirnorganische Symptomatik

Die hier vorherrschende Einschränkung der hirnorganischen Leistungsbreite und verlangsamte sowie auch zurückbleibende Integration der Persönlichkeit sind zum Teil meßbar.

a) eine vorzeitige und stark abfallende *Ermüdbarkeit,* zeitabhängiges Absinken der Leistungen in der Schule, Nachlassen der Aufmerksamkeit, Abnahme der Produktionsfähigkeit und der Spiellust, Abnahme der Merkfähigkeit, Störungen in der Verfügbarkeit des Gedächtnissitzes. Der Denkprozeß wird langsamer und ungleichmäßiger. Die aktive Auffassung ist erschwert. Eingeschlagene Denkrichtungen werden schleppend innegehalten. Die Umstellung auf andere Denkrichtungen ist verlangsamt. Die Eingleisigkeit führt in extremen Fällen zum Haften und schließlich zur Perseveration.

b) Die *Affekte* vergröbern, wirken elementarer und unangepaßter im Verhältnis Reiz : Reaktion. Je schwerer und früher die Schädigung, desto mehr neigen die Kinder zu einer Affektverarmung. In der Stimmungslage finden wir die Neigung zu einem mißmutig gereizten Grundton, der aus dem Erlebnis des Versagens und der verringerten Leistungsbreite ständig neue Nahrung erhält. Nicht selten besteht aber auch eine blasse passive und distanzlose Euphorie.

c) Insgesamt gesehen ist der *Antrieb* bei Folgezuständen nach frühkindlichen Hirnschäden mehr reduziert als vermehrt. Je schwerer die diffuse Hirnschädigung, desto weniger Antrieb. Je leichter die Schädigung, desto eher auch Antriebssteigerung. Darüber hinaus aber besteht in geringerem Umfang auch eine Altersabhängigkeit. Die ersten 2 Lebensjahre bringen gewöhnlich eine Antriebsminderung mit sich, dann folgen die nächsten 2—3 Jahre mit einer Tendenz der Antriebssteigerung. Um das 6. Lebensjahr herum haben wir dann wieder mehr Antriebsminderung vorherrschend, während sich um die Zeit der beginnenden Pubertät auch wieder Antriebssteigerungen bemerkbar machen. Es ergeben sich gewisse Parallelen zu den schon von Busemann beschriebenen Hemmungs- und Erregungsphasen, wie sie auch die normale kindliche Entwicklung mit sich bringt.

Der *Antrieb* ist direkt mit Testuntersuchungen nicht recht meßbar. Er dokumentiert sich besser im Verhalten. Akzeptiert man die Ausfassung Dükers, wonach sich in der *Leistungsmenge* der Antrieb, in der *Leistungsgüte* dagegen die Kontrollfunktion über den Leistungsvollzug (Konzentrationsfähigkeit im engeren Sinne) manifestiert, so ermöglicht der Arbeitsversuch nach Pauli nicht nur Aussagen über Leistungsgüte, sondern auch über Leistungsmenge und Leistungsverlauf. Mein Mitarbeiter Teichmann versuchte, mit dem Arbeitsversuch nach Kraepelin-Pauli darüber experimentelle Angaben zu machen. Die 10-jährigen hirngesunden Kinder rechneten im Durchschnitt 688 Additionen, die Encephalopathen dagegen nur 421,7. Das sind 38,7% weniger. Die 11-jährigen hirngesunden Kinder brachten es auf 990 Additionen pro Stunde, die Encephalopathen dagegen nur auf 636, das sind 35,8% weniger. Die 12-jährigen hirngesunden Kinder rechneten 1043,6 Additionen, die Encephalopathen dagegen nur 804,4, das sind 23% weniger. Die statistische Prüfung ergibt, daß bei den festgestellten Unterschieden eine Irrtumswahrscheinlichkeit von 1 Promille besteht.

d) *Konzentrationsfähigkeit:* Geprüft mit dem Buchstabendurchstreichtest nach BOURDON sowie mit dem Konzentrationsleistungstest nach DÜKER. Die Konzentrationsfähigkeit ist die Höchstform der willkürlichen Aufmerksamkeit. Sie erfordert eine besondere willensmäßige Anspannung und hat sowohl geistige als auch körperliche Voraussetzungen. Von Bedeutung ist die zeitliche Dauer der Konzentrationsfähigkeit in Abhängigkeit vom Entwicklungsalter. Mein Mitarbeiter KURTH untersuchte die beiden Gruppen encephalopathischer Kinder und verglich diese mit der gleichen Anzahl normaler Vergleichskinder. Beide Gruppen stimmten hinsichtlich Alter, Geschlecht und Intelligenz überein, so daß ein Paarvergleich möglich wurde.

Der Mittelwert der Fehlerzahlen des BOURDON-Tests ist bei der Encephalopathengruppe statistisch signifikant höher als in der Versuchsgruppe. $^3/_4$ der Encephalopathen weisen im Paarvergleich eine höhere Fehlerzahl auf als die jeweiligen Vergleichskinder. Beim Konzentrationsleistungstest ist die Leistungsmenge in der Encephalopathengruppe signifikant niedriger als in der Vergleichsgruppe. $^2/_3$ der Encephalopathen erreichen im Paarvergleich eine niedrigere Leistung als die jeweiligen Vergleichskinder. In beiden Aufgaben wird eine Störung der Konzentrationsfähigkeit bei den Encephalopathen deutlich, wobei im Konzentrationstest die Betonung auf der Beeinträchtigung der Leistungsaktivität liegt. Es sei aber darauf hingewiesen, daß bei der hier gefundenen Differenz zwischen Encephalopathen und Vergleichskindern nur Gruppenunterschiede bestehen, d. h. zur Diagnose einer Encephalopathie im Einzelfall müssen noch andere und empfindlichere Verfahren angewendet werden.

Diese Befunde verdeutlichen, daß Encephalopathen zur Kompensation von Konzentrationsschwierigkeiten in der Normalschulsituation, um mit gesunden Kindern konkurrieren zu können, eine erhöhte willkürliche Aufmerksamkeit aufwenden müssen. Die leichtere Neigung zum Ermüden und die hohe Tempobelastung, die immer wieder zeitweilige Unaufmerksamkeit nach sich zieht, drücken die Lern- und Disziplinergebnisse und lassen sich nur durch eine erhöhte Begabungsqualität leidlich kompensieren. Am auffälligsten wird das encephalopathische Versagen dort provoziert werden, wo nur eine knapp durchschnittliche oder sogar unterdurchschnittliche Begabung vorliegt.

e) Die *geistige Entwicklung* ist nicht *direkt* mitbetroffen, wohl aber mehr *indirekt* durch eine Verlangsamung, ein Antriebserlahmen, eine behinderte Erfahrungsneigung und durch einen Mangel an Konzentrationsfähigkeit. Ein Zusammenhang besteht insofern, als — unter dem Entwicklungsaspekt betrachtet — je früher der Schädigungstermin und je schwerer die Noxe, desto stärker auch der Entwicklungsrückstand in geistig-intellektueller Hinsicht ist. Überdies erweist sich der Intelligenzquotient weder als Dauermaß einer konstitutionellen Intelligenzanlage noch eines konstanten Schwachsinnsgrades. Er ist vielmehr nur ein objektives und zuverlässiges Maß für den intellektuellen Gegenwartsbefund.

Mein Mitarbeiter RÖSLER fand bei Längsschnittkontrollen schwachsinniger Kinder und Jugendlicher ein zeitweiliges Abfallen der IQ-Kurven bis ins Jugendalter hinein und dann ein geringfügiges Absteigen. Als Erklärung dafür bieten sich 3 Möglichkeiten:

1. Biologisch betrachtet — eine Verlangsamung des Entwicklungstempos verbunden mit vorzeitiger Erschöpfbarkeit.
2. Infolge zeitweilig hemmender Umweltbedingungen — Ausbildung einer Pseudogeistesschwäche.
3. Testkritisch — das Intelligenzalter ist weniger eine Funktion des Lebens — als vielmehr des Bildungsalters.

Von der Geburt an haben wir zunächst einen ziemlich rasch, dann etwas verzögernd verlaufenden Zuwachs an geistigen Fähigkeiten. Dieser Zuwachs ist wiederum abhängig von einer intensiven Beanspruchung, ist also stärker im Schulalter und wird nach dem Schulalter dann geringer. Auch die Umweltverhältnisse können dabei eine mitbestimmende Rolle spielen, weil Kinder aus guten sozialen Verhältnissen ein lineares Ansteigen des Entwicklungsquotienten bieten, während Kinder aus schlechteren sozialen Bereichen ein Gleichbleiben oder Absinken dieses Quotienten erkennen lassen.

Auch an unseren Vergleichsgruppen ließ sich unter Anwendung der Entwicklungstests von Bühler—Hetzer, Schenk—Danzinger, des Hawik und eines Rostocker Intelligenztests feststellen, daß sich bei der Hälfte aller Kinder der Intelligenzgrad nach 3 bis 5 Jahren nicht veränderte. Knapp 20% ergaben sogar eine Verbesserung der intellektuellen Leistungen, während der Rest von 30% eine eindeutige Verschlechterung bot. Encephalopathen neigen also dazu, in Abhängigkeit von Anforderungen und Umweltbedingungen gegenüber gleichaltrigen normalen Kindern eine Verlangsamung ihrer geistigen Potenzen zu bieten. Im Gegensatz dazu läßt sich bei der Überprüfung der motorischen Entwicklung (nach Oseretzky) mit zunehmendem Alter eine Angleichung an die Norm erkennen (Kurth).

f) Erwähnt seien auch noch *kognitive Besonderheiten.* Bei Verwendung eines „Merkfähigkeitstests" und eines „Mosaiktests", wie sie ja in den geläufigen Intelligenzprüfungen vorhanden sind, oder bei der Anwendung der „Matrizen des Raventests" zeigen Encephalopathen gegenüber einer hirngesunden Vergleichsgruppe eine deutlich geringere unmittelbare Merkfähigkeit und sind bei visuomotorischen Anforderungen leistungsgemindert, was mein Mitarbeiter B. Meyer-Probst nachweisen konnte. *Ein deutlich geringerer IQ nach dem Raventest kann im Vergleich zum IQ nach dem* Hawik-*Test als möglicher Hinweis auf eine Hirnschädigung gewertet werden.* Der Raventest vermag zur Aufklärung der Defektstruktur eines encephalopathischen Kindes beizutragen und besitzt insofern auch eine gewisse differentialdiagnostische Bedeutung.

g) Meine Mitarbeiterin M. Meyer-Probst untersuchte *Zielsetzungsverhalten,* also Anspruchsniveaubildung und Reaktionsgeschwindigkeit bzw. Reaktionsgenauigkeit, überprüft mit einem Irrgartengerät, das mit einem Metallstift zu durchfahren ist. Berührung der Wände (Fehler) und Zeitdauer des Versuches werden automatisch registriert. Es ist in gewisser Hinsicht ein *„Erfolgs-Mißerfolgs-Versuch"*.

Der Proband muß dabei

1. das Labyrinth 25 mal so schnell wie möglich und so fehlerfrei wie möglich durchfahren. Nach jedem Durchlauf werden ihm Realfehler und Realzeit mitgeteilt. Er wird aufgefordert, dann jeweils ein neues Fehler- und ein neues Zeitziel zu setzen (u. a. Überprüfung der Genauigkeits- und Zeitleistungen, des Lernverlaufs).
2. Proband muß das Labyrinth 30 mal mit größter Schnelligkeit ohne Berücksichtigung der Fehler durchfahren. Hierbei werden keine Zielsetzungen gefordert. Die erreichten Leistungen werden nicht bekanntgegeben. Die Kinder werden nur zu optimaler Anstrengung angeregt (Überprüfung von Arbeitstempo und Ermüdbarkeit bei alleiniger Zeitanforderung).
3. wird dieser Versuch wiederholt, wobei jedoch nach jedem Durchfahren der Versuchsperson Zeit und Fehlerzahl mitgeteilt werden, worauf sie dann die nächste von ihr angestrebte Leistung festlegen muß (Untersuchung von Erfolg und Mißerfolg auf Zielsetzung und Leistung). Um für alle Probanden vergleichbare Bedingungen zu schaffen, wurden nicht die realen, sondern die gleichen Fiktivzeiten den Kindern genannt. Dadurch ist die Zielsetzung die einzige und damit genau bestimmbare Variable.

Der Gruppe II encephalopathischer Kinder im Alter von 10 bis 13 Jahren wurde eine nach Alter und Intelligenzquotient entsprechende Kontrollgruppe gesunder Schulkinder gegenübergestellt. In der Versuchsanordnung 1), dem Zeitleistungsvergleich, ergeben sich keine signifikanten Unterschiede.

In der Versuchsanordnung 2), der Zeitorientierung, bieten die encephalopathischen Kinder die Tendenz, langsamer als die hirngesunden zu arbeiten, wenn lediglich Tempoanforderungen gestellt werden. Jedoch sind diese Unterschiede statistisch nicht ausreichend signifikant.

Aus der Versuchsanordnung 3) sei der Einfluß des Fiktivprogramms auf die Realzeiten erwähnt. Das Fiktivprogramm besteht aus 5 Phasen. Auf 4 Anfangserfolge (Phase 1) kommen dann 4 Anfangsmißerfolge (Phase 2). In diesen beiden Anfangsphasen erfährt die Versuchsperson ihre Leistungsfähigkeit und ihre Leistungsschwankungen. Diese Kenntnis ist zur angemessenen Zielbildung notwendig. Überraschenderweise zeigt das Fiktiv-Erfolgs- und Mißerfolgsprogramm keinen Einfluß auf die Realleistungen bei beiden Kindergruppen. Beim Vergleich der Gesamtzieldiskrepanzen aller 5 Phasen besteht aber ein statistisch signifikanter Unterschied. Die *Encephalopathen haben höhere Zieldiskrepanzen.*

Daraus läßt sich schlußfolgern, daß Normalkinder vor allem in der Phase der Leistungsverbesserung angemessene, also realisierbare Ziele setzen, encephalopathische Kinder dagegen höhere, schwerer zu realisierende Ziele. Man könnte sagen, daß sie ein geringeres Risikobewußtsein haben. Encephalopathische Kinder arbeiten unter Fehler- und Zeitanforderung bei diesen sensomotorischen Aufgaben insgesamt im gleichen Tempo wie hirngesunde Kinder, aber weit ungenauer und fehlerhafter. Liegt nur eine Zeitanforderung vor, so sind die encephalopathischen Kinder in ihren Arbeiten langsamer. Die Einschätzung der eigenen Leistungsziele ist unsicherer, die gestellten Ziele sind schwerer zu realisieren. Die encephalopathischen Kinder lernen aber im Verlauf der Versuchsanordnung sich anzupassen, müssen aber weitaus mehr Erfahrungen zur Ausbildung eines normgerechten Risikobewußtseins machen als die hirngesunden Kinder.

h) Die hier erwähnten experimentellen Untersuchungen, die von Mitarbeitern unserer Klinik durchgeführt wurden, demonstrieren die ja immer wieder bekannten und beschriebenen Schwächen von Encephalopathen im Erfassen des Wesentlichen, in der Fähigkeit, Reize sinnvoll auszuwählen, in der Fähigkeit, Distanz zu halten und die mitmenschlichen Beziehungen nach den normativen Regeln zu führen. Es offenbaren sich darin Züge einer verringerten intellektuellen Überschau, einer ungenügend kritischen Erfassung der eigenen Leistungsfähigkeit und auch einer verminderten Fähigkeit, die Reaktionen der Umwelt klar zu differenzieren. Es nimmt daher auch nicht Wunder, wenn meine Mitarbeiterin THAUT mit Hilfe des Maudsley-Persönlichkeitsfragebogens (MMQ nach EYSENCK) feststellen konnte, daß in der Neuroseskala die Vergleichskinder mit 78% noch im Normalbereich lagen, während die encephalopathischen Kinder sich nur mit 43% im Normalbereich bewegten. Neurotische Bereitschaft zeigten nur 13% der Normalkinder, aber 43% der Encephalopathen.

3. Hirnlokales Kolorit

Als dritter Bereich des Achsensyndroms bleibt noch das *hirnlokale Kolorit* zu erwähnen. Gleichgültig, ob der Hirnherd nachweisbar im Stirnhirn, Stammhirn oder Zwischenhirn sitzt, sind Hemmung von Antrieb, Affekt- und Willensäußerungen, aber auch Enthemmungen zu beobachten. Krankheitseinsicht im Moment der Impulshandlungen scheint beeinträchtigt, ist aber nachträglich in vollem Umfange gegeben. Der vitale Energieverlust, die vitale Erschöpfbarkeit finden sich bei den 3 genannten Lokalisationen immer wieder eindrucksvoll. — Während bei den basalen Stirnhirnverletzungen Erwachsener Kritiklosigkeit, Störungen der zwischenmenschlichen Beziehungen, Verunsicherung in den sozialen Bezugssystemen zur Regel gehören, treten diese Zeichen einer Persönlichkeitsdesintegration bei Kindern erst jenseits der Pubertät deutlich hervor, nämlich dann, wenn sie im Rahmen ihrer Persönlichkeitsentwicklung sich weiter differenzieren mußten und wenn sie andererseits auch aus dem relativ schützenden Elternhaus, aus der straffen Ordnung der Schule herauskommen und nunmehr zunehmend ihr Leben selbst zu gestalten haben.

Schäden des basalen Schläfenhirns wirken sich im Kindesalter offenbar wesentlich ungünstiger aus hinsichtlich der Persönlichkeitsintegration als beim Erwachsenen, worauf meine Mitarbeiterin U. KLEINPETER hinweisen konnte. Mangelnde Stetigkeit, Impulsivität, Reizbarkeit, gesteigertes Geltungsbedürfnis, verringerte Konsequenz, Neigung zu psychogenen Primitivmechanismen scheinen bei dieser Lokalisation häufiger zu sein als bei anderer.

Im Gegensatz zum hirnorganischen Psychosyndrom Erwachsener spielen hirnlokale Momente im Kindesalter eine viel geringere Rolle. Das hat folgende Ursachen: a) Erkrankungen der Hirngefäße sind im Kindesalter zahlenmäßig unerheblich. b) Abgesehen von solchen Intoxikationen, die vorwiegend die Stammganglien betreffen, pflegen nahezu alle Noxen sonst das gesamte kindliche Hirn zu beeinträchtigen. c) Die Hirnstammsymptomatik dominiert bei allen kindlichen

Hirnschäden, da der Hirnstamm am frühesten funktionstüchtig ist und in Fragen des Antriebs, der Ausdauer und der Affektivität sowie auch der Willenssteuerung eine entscheidende Rolle spielt.

Die Entwicklung der Dominanz im Kindesalter führt zu weniger scharfen hirnpathologischen Syndromen und bringt auch eine größere Kompensationsfähigkeit mit sich. Die Schäden im temporo-parieto-occipitalen Übergangsbereich haben ebenso wie beim Erwachsenen schwerwiegende Folgen. Beim Kind muß man allerdings den Zeitpunkt der Schädigung mit berücksichtigen. Je nachdem, ob dieser vor dem Spracherwerb, zwischen Spracherwerb und Schreiben- und Lesenlernen oder danach eintrat, sind die Symptome von dem beim Erwachsenen her bekannten Bild etwas abweichend. Eine primäre sensorische Alalie und eine spätere sensorische Aphasie sind eben nicht identisch; desgleichen auch nicht eine Rechtschreibeleseschwäche und eine später aufgetretene Alexie und Agraphie. Auch die im Erwachsenenalter aufgetretenen apraktischen und agnostischen Störungen bieten im Kindesalter andere Erscheinungen. Dort stehen die Erschwerungen im Erlernen dieser Leistungen und verschiedene Kompensationsmechanismen im Vordergrund (Leischner).

V. Ergebnisse

1. Man hat mir kritisch entgegengehalten, daß das hirnorganische psychische Achsensyndrom zu allgemein gehalten, zu wenig spezifisch sei. Aber, ein Achsensyndrom kann nicht individualspezifisch sein, sondern stellt eine Verallgemeinerung dessen dar, was sich in der Regel findet. Jedes Kind bietet nach seiner Persönlichkeitsartung, nach seinem Lebensalter und auch nach seinen Umweltbedingungen mannigfache Besonderheiten. Das ist ein psychisch-reaktiver individueller Überbau, der durch die Reizanfälligkeit bis Reizschutzlosigkeit besonders gefördert wird.

2. Es hat sich bewährt, ein hirnorganisches psychisches Achsensyndrom als Kern grundsätzlich pathologischen Reagierens, Verhaltens und Leistens bei frühkindlich hirngeschädigten Kindern herauszuarbeiten, das gewisse Ähnlichkeit mit dem vom Erwachsenen her bekannten Psychosyndrom hat.

3. Für das Kind kommen dazu die Besonderheiten der Entwicklungsphasen. Parallel dazu laufen im somatopsychischen Bereich Verschiebungen des Reifetempos (Akzeleration, Retardation) sowie Abweichungen in der Entwicklungskoordination (Harmonie — Dysharmonie, Synchronie — Asynchronie).

4. Entscheidend für die Schädigungsfolgen ist der *Zeitpunkt* des Einwirkens der Noxe auf das sich entwickelnde Gehirn (Markscheidenreifung, Zelldifferenzierung in Rinde und subcortikalen Kerngebieten).

5. Auch die *Schwere* der Schädigung ist von Bedeutung. Je schwerer der diffuse Hirnschaden, desto mehr Entwicklungsverzögerung und -tiefstand, desto weniger Antrieb und geistige Leistungspotenz.

6. Die *Art der Noxe* ist primär ohne Bedeutung, lediglich sekundär im Sinne

einer lokalen Affinität wichtig (z. B. basale Ausbreitung mancher Encephalitiden, Intoxikation der motorischen Kerngebiete durch CO und Bilirubin).

7. Nicht jede Schädigung führt zu eindeutigen neurologischen Symptomen. Die Entwicklung der mimischen und körperlichen motorischen Koordination ist aber mindestens betroffen neben einer mehr oder weniger ausgeprägten Regression und Asynchronie der weiteren Entwicklung und Teilen des hirnorganisch psychischen Achsensyndroms.

8. Die Persönlichkeitsentwicklung wird durch kognitive Schwächen, durch Unzulänglichkeiten der Differenzierung, durch Distanzunsicherheit der zwischenmenschlichen Beziehungen beeinträchtigt. Es ist nicht ganz treffend, nur die Vordergrund-Hintergrundrelation vom Optischen her zu sehen. Sie besteht in gleicher Weise auch vom akustisch Begrifflichen her. Der Weg über behinderte Wahrnehmung zu mangelhaft integrierten Vorstellungen und der verminderten Ausbildung von altersmäßigen Bezugssystemen läßt sich im Prinzip immer verfolgen.

9. Die Intelligenz ist in der Regel sekundär mit beeinträchtigt. Einen entscheidenden Einfluß haben Lokalisation und Noxe nicht. Für die Diagnostik muß scharf zwischen dem Verhalten in der Einzelsituation und in einem Kollektiv unterschieden werden. Die in der Einzelsituation auch nachweisbare Konzentrations-Leistungsschwäche wird zu einer gesteigerten Ablenkbarkeit bis zur völligen Reizschutzlosigkeit bei herabgesetzter Merk- und Lernfähigkeit im Kollektiv.

10. Das Manifestationsalter eines Schädigungssyndroms ist dabei immer zu berücksichtigen. Nahezu jede somatische Schädigung, aber ebenso auch schwerwiegende psychische Belastungen führen zu Regressionen, die einen Stop in der Entwicklung, Verzerrung der jeweiligen Entwicklungsphasen nach sich ziehen. Kompensationsvorgänge können die Akuität solcher Symptome bald wieder zurücktreten lassen. Andererseits finden sich oft zu einer späteren Entwicklungsphase, nämlich dann, wenn bestimmte Leistungen herangereift sind, erst die Störungsbilder, wie wir das von Gangstörungen, Sprachstörungen, Rechtschreib-Lese-Störungen, Triebstörungen usw. her wissen.

Auch wir können bestätigen, worauf Annell, Lempp, Leuner, Strauss, Wewetzer u. a. hinwiesen, daß alle standardisierten Entwicklungs- und Intelligenztests im Niveau der Gesamtleistung der formalen Intelligenz kaum wesentliche Unterschiede bieten. Bei encephalopathischen Kindern haben wir eine größere Variabilität in den Untertests. Sie erreichen in der Regel bessere Werte im *verbalen* Bereich als im *räumlichen* Beziehungsdenken und den visuomotorischen Aufgaben. Leider lassen sich nicht in jedem Fall die somatischen und psychopathologischen Veränderungen mit der einen oder anderen Methode *allein* nachweisen, wie die Gruppenuntersuchungen mit hoher Signifikanz zeigen. Nur die Anwendung einer größeren Kombination von somatischen und psychodiagnostischen Prüfverfahren sichert auch im Einzelfall die Diagnose.

Die Frühdiagnose ist daher von so großer Bedeutung und kein diagnostischer Müheaufwand vergebens. Denn für Elternhaus, Schule und Beruf sind die Kenntnis encephalopathischer Leistungseinengungen äußerst wichtig, um Ansprüche und Anforderungen im rechten, dem Kind möglichen Maß zu halten, um die für die Entfaltung der kindlichen Persönlichkeit optimalen Erziehungsbedingungen herzustellen. Mehr als $^2/_3$ aller encephalopathischen Kinder zeigen im Laufe der Entwicklung unter günstigen Umweltbedingungen eine Milderung des Syndroms bis zum praktischen Unauffälligwerden im Sinne der sozialen Integration. Die psychodiagnostischen Methoden stellen den empfindlichsten Indikator dar, um den Erfolg aller ärztlichen und heilpädagogischen Bemühungen zu dokumentieren.

Literatur

Die aufgeführten Literaturangaben enthalten ausführliche Schrifttumshinweise über die im Beitrag zitierten Autoren. Weitere Einzelheiten auf Anfrage.

ANNELL, A.-L.: Die Psychopathologie der entzündlichen Hirnschädigungen im Kindesalter. Acta paedopsychiat. **29,** 29 (1962).

ASPERGER, H.: Heilpädagogik. 3. Aufl. Wien, 1961.

BLEULER, E.: Lehrbuch der Psychiatrie. 9. Aufl. Berlin—Göttingen—Heidelberg, 1955.

GÖLLNITZ, G.: Das psychopathologische Achsensyndrom nach frühkindlicher Hirnschädigung. Zschr. Kinderpsychiatrie **20,** 97 (1953).

— Neuropsychiatrie des Kindes- u. Jugendalters. Jena, 1970 (Schrifttum).

— und T. BILIKIEWICZ (Hrsg.): Problematik der leichteren frühkindlichen Hirnschäden. Beiheft 8/9 zu „Psychiatrie, Neurologie u. med. Psychologie". Leipzig, 1968 Schrifttum).

LEMPP, R.: Frühkindliche Hirnschädigung und Neurose. Bern—Stuttgart 1964.

RETT, A.: Frühgeburt und Hirnschaden. Paracelsus-Beihefte. Wien, 1966.

STRAUSS, A., and N. C. KEPHART: Psychopathology and Education of the Brain-injured Child. New York—London, 1955.

STUTTE, H.: Kinder- und Jugendpsychiatrie. In: Psychiatrie der Gegenwart. Band II. Berlin—Göttingen—Heidelberg, 1960 (Schrifttum).

SZEWCYK, H., und H.-D. RÖSLER (Hrsg.): Probleme der klinisch-psychologischen Diagnostik. Berlin, 1967.

WEWETZER, K. H.: Das hirngeschädigte Kind. Stuttgart, 1959.

WUNDERLICH, CH.: Die Psychodiagnostik des organisch hirngeschädigten Kindes. Stuttgart, 1963.

Anschrift des Verfassers: Prof. Dr. sc. med. GERHARD GÖLLNITZ, Universitäts-Nervenklinik, Abteilung für Kinderneuropsychiatrie, DDR-25 Rostock 9, Deutschland.

Zur klinischen Psychologie hirngeschädigter Kinder — Möglichkeiten und Grenzen des Rorschachtestes

Von

Ch. Wunderlich, München, Deutschland

Zusammenfassung

Die psychodiagnostischen Untersuchungsverfahren im Kindesalter dürfen keineswegs als routinemäßig durchzuführende und schematisch auszuwertende „Tests“ mit Beweiskraft aufgefaßt werden. Bei gezielter und überlegter Fragestellung gewähren sie vielmehr die Möglichkeit, Einblicke in die Strukturen, Gestaltungsmöglichkeiten und Erlebnisqualitäten eines Kindes zu nehmen, die uns sonst möglicherweise verborgen bleiben. Langjährige Erfahrungen mit dem Rorschach-Test werden erörtert, und die Möglichkeit aufgezeigt, aus den erhaltenen Resultaten Aufschlüsse zu erhalten, die unser ärztliches Handeln entscheidend beeinflussen können.

Summary

The Clinical Psychology of Children with Brain Damage — Possibilities and Limits of the Rorschach Test

Psycho-diagnostic methods of examining children must not be considered as routine tests that can be schematically evaluated and used as evidence. With deliberate and carefully directed questioning they rather afford an insight into the child's basic structures, creative potential and experience qualities which would otherwise remain hidden. Many year's experience with the Rorschach test ist discussed and the possibility of obtaining clues from the results which can decisively influence the medical regimen pointed out.

Die verfeinerten klinisch-diagnostischen Untersuchungsverfahren, die verbesserten therapeutischen Möglichkeiten bei der Überwindung aktualer Schädigungseinwirkungen auf das ZNS, die Entdeckung neuer Schädigungsmöglichkeiten, die Probleme der Frühgeborenenaufzucht sowie die genaue Kenntnis der psychopathologischen Befunde bei oder nach frühkindlichen Hirnschädigungen — um nur einige Beispiele zu nennen — haben dazu geführt, daß alle damit zusammenhängenden Fragen eine *zunehmende Bedeutung* erlangt haben, denen auch wir als Ärzte uns nicht verschließen können. Sehr deutlich hat sich gezeigt, daß mit möglichst früh einsetzenden Rehabilitationsmaßnahmen erhebliche, sozial-prognostisch entscheidende Verbesserungen bei den Kindern mit frühkindlichen Hirnschädigungen erreicht werden können.

Die Schwierigkeiten bei der Beurteilung pathogenetischer Zusammenhänge sind hier deshalb so *groß,* da wir in der Regel den *prämorbiden Zustand* des Betroffenen *nicht kennen* und der *mutmaßliche Zeitpunkt der Schadenseinwirkung* häufig lange *vor der klinisch, neurologisch oder psychopathologisch faßbaren Manifestation* liegt — am deutlichsten ist dies bei den offensichtlich recht häufigen pränatalen Hirnschädigungen —, wobei die oft erstaunlichen *Kompensationsleistungen des kindlichen Hirns sowie die erst werdenden Funktionen und Leistungen* einer sich entwickelnden kindlichen Persönlichkeit das wirkliche Bild und Ausmaß einer eingetretenen Schädigung — oder wie der französische Psychiater Ey es einmal formuliert hat „die Abweichung von der Flugbahn einer vorbestimmten Persönlichkeit" — lange Zeit verschleiern oder sogar mehr oder weniger vollständig verdecken können.

An diesem entscheidenden Punkt setzt nun unsere *Frage* ein:

Können uns hier in dieser unklaren Situation die *Ergebnisse psychodiagnostischer Untersuchungsverfahren wirklich eindeutige Anhaltspunkte* für verläßliche Aussagen liefern?

Und *wenn ja: Wie* können wir diese *Ergebnisse im Rahmen einer klinischen Psychologie interpretieren und* für unsere koordinierte Arbeit an diesen Kindern *fruchtbar machen?*

Die Möglichkeit einer psychologischen Aussage anhand von Entwicklungs- oder Intelligenztests die leistungsmäßige Abweichung eines Kindes von der Altersnorm schon im Säuglingsalter, besser natürlich erst im weiteren Verlauf, zu bestimmen, darf heute als allgemein bekannt und — wenigstens im Prinzip — unbestritten angesehen werden. Es handelt sich hier in erster Linie um eine *quantitative,* bedingt auch um eine qualitative *Aussage,* bei der wir Art und Ausmaß der Auswirkungen einer oftmals unklar bleibenden frühkindlichen Hirnschädigung in Form von Entwicklungs- oder Intelligenzalters bzw. des Entwicklungs- oder Intelligenzquotienten zahlenmäßig zu bestimmen versuchen. In dieser klaren Situation sind die Ergebnisse psychologischer Testuntersuchungen zweifelsohne eine Bereicherung und eine sinnvolle Ergänzung klinischer Aussagemöglichkeiten. In der Regel können wir hier durch subtile klinische, neurologische apparative oder psychopathologische Untersuchungen eher Abweichungen von der Altersnorm registrieren, als dies mit Hilfe von psychologischen Untersuchungsergebnissen möglich ist, zumal die individuelle Entwicklungstendenz eines Kindes im Säuglings- und frühen Kindesalter bekanntlich erheblichen Schwankungen unterworfen und vor allem auch sehr stark von Außenwelteinflüssen der verschiedensten Art abhängig ist.

Diese Aussagemöglichkeiten psychologischer Testuntersuchungen sollen hier nur am Rande Erwähnung finden. Sie haben sich uns vor allem bei der *Langzeitbeobachtung von Kindern* mit sicher nachgewiesenen *frühkindlichen Hirnschädigungen oder bei entwicklungsgehemmten Kindern* hervorragend bewährt.

Wir wollen uns hier vielmehr auf die *Frage* konzentrieren, *ob mit Hilfe von psychodiagnostischen Untersuchungsverfahren* auch dann eindeutige Anhaltspunkte für verläßliche *Aussagen zu gewinnen sind, wenn uns klinische Untersuchungsmöglichkeiten im unklaren oder gar im Stich lassen.*

Im Rahmen einer umfassenden Arbeit mit dem *Rorschach-Test* mit einer statistischen Auswertung in allen nur möglichen Richtungen haben wir uns eingehend gerade mit dieser Frage beschäftigt und sie auch später bei unserer praktischen Tätigkeit auf diesem Gebiet nicht mehr aus den Augen verloren, da das Bedürfnis nach mehr Klarheit auf diesem Gebiet durch das tägliche Erleben verständlich ist.

Wir wollen uns deshalb *auf diese eigenen Erfahrungen mit dem Rorschach-Test beschränken.* Dies hat den Vorteil, daß hier am ehesten etwas Verbindliches ausgesagt werden kann. Darüber hinaus bietet der *Rorschach-Test,* vor allem *bei einer gestaltpsychologischen Interpretation* der Untersuchungsergebnisse, wie wir dies versucht haben, nach unseren Erfahrungen am ehesten Gewähr dafür, die zur Diskussion stehenden strukturellen Veränderungen auf dem Boden von organischen Hirnschädigungen zu fassen. Dies liegt in erster Linie daran, daß der Rorschach-Test, u. E. besser als jedes andere Verfahren, durch die *Dreidimensionalität seiner Beurteilung* eine gestaltpsychologische Interpretation ermöglicht und damit auch Gestaltstörungen der verschiedensten Art widerzuspiegeln in der Lage ist. Mit der sogen. *„Erfassungsreihe“* bestimmen wir nämlich die äußere Struktur bzw. das Gefüge, mit der sogen. *„Determinantenreihe“* die Qualität und mit der *Inhaltsreihe* das Wesen als dritte Dimension einer Gestalt bei jeder einzelnen Antwort und alle Antworten insgesamt, wie dies — nach Metzger — für jede Gestaltfassung charakteristisch ist. Es ist deshalb einleuchtend, daß das Rorschach-Protokoll als sehr differenzierte Gestaltäußerung einer Versuchsperson angesprochen werden kann, an der wir erwartete, vermutete oder nur zu erahnende Gestaltänderungen recht gut studieren können.

Hinzukommt, daß die *optische Gestalterfassung* — also das Betrachten, Erkennen und Deuten der Vorlage, sowie die *sprachliche Äußerung der eigenen Persönlichkeitsstrukturen* in Form der gegebenen Antworten, dem Vermögen auch behinderter Kinder, von einer gewissen Entwicklungsstufe an, durchaus entgegenkommen.

Der *Vorteil einfacherer, mehr motorisch orientierter gestaltpsychologisch interpretierbarer psychologischer Testuntersuchungen,* wie sie vor allem von Wewetzer bei seinen Bemühungen, angeborene von erworbenen Schwachsinnsformen zu trennen, angewandt wurden, liegt vor allem darin, daß sie auch bei schwerer geistig behinderten Kindern, die nicht sprechen können, Aussagen erlauben. Von diesen eindeutigen Situationen möchten wir hier aber ja nicht sprechen. Im Prinzip können diese angesprochenen psychologischen Testuntersuchungen aber keine anderen, sondern in der Regel nur wesentlich einseitigere und einfachere Aussagen machen als der Rorschach-Test.

Bei unseren erwähnten *Rorschachuntersuchungen vor mehr als 10 Jahren* gingen wir von einem klinisch und psychologisch verhältnismäßig gut bekannten Material aus, indem wir *120 Kinder,* bei denen wir auf Grund der klinischen Untersuchungsergebnisse und der anamnestischen Angaben *mit Sicherheit* eine durchgemachte oder noch bestehende *organische Hirnschädigung* annehmen mußten, *mit 120* psychopathologisch und klinisch unauffälligen und damit offenbar gesunden — wir sprachen damals von *„normalen" Kindern* — verglichen, wobei sich bei beiden Gruppen — wir bezeichneten sie als Gruppe C und N — *Alter, Geschlecht* und Milieusituation weitgehend entsprachen, und die intellektuellen Anlagen nur wenig differierten. Durch eine zusätzliche Unterteilung der Gruppe C in *drei* etwa gleich große *Krankheitsgruppen,* nämlich:

1. *Kinder mit* sog. kryptogener bzw. *genuiner Epilepsie*
2. *Kinder mit* offenbar *symptomatischer Epilepsie* auf dem Boden verschiedener Hirnschädigungsarten und
3. *Kinder mit* vielen *anderen Formen einer* durchgemachten oder noch bestehenden *Hirnschädigung* ohne bislang aufgetretene Krampfanfälle.

hofften wir, außer dem Vergleich der beiden Hauptgruppen N und C, statistisch zu sichernde *Unterschiede zwischen den Alters-, Geschlechts- und Krankheitsgruppen* herausstellen zu können, zumal die überaus reichhaltige Rohrschachliteratur voll von solchen Angaben ist.

Die Nebenuntersuchungen *waren nicht sehr ergiebig.* Wir mußten nämlich feststellen, daß uns diese statistischen Vergleichsuntersuchungen höchstens in die Lage versetzen, *entwicklungspsychologisch verständliche „Prägnanzstufen"* im Sinne einer zunehmenden Gestaltreifung mit höherem Alter sowie einige geschlechtsspezifische Besonderheiten herauszuschälen. In beiden Fällen gingen die einer allgemeinen Beobachtung und Beschreibung zugänglichen individuellen Besonderheiten der Kinder im statistischen Gruppenvergleich weitgehend unter. Dies ist durchaus verständlich. Bemerkenswerter erscheint die Feststellung, daß sie auch im Einzelprotokoll, vor allem im jüngeren Alter, viel weniger deutlich zum Ausdruck kamen, als man dies bei der unterschiedlich gearteten Individualität der Kinder erwartet hätte. Mit anderen Worten besagt dies, daß — vor allem *im jungen Alter* bis etwa zur beginnenden Pubertät — *die „normalen" kindlichen Strukturen noch sehr einheitlich und auffallend* gleichförmig sind, viel mehr, als man dies nach dem phänomenologischen „So-Sein" dieser Kinder erwarten würde. Hieraus müssen wir folgern, daß in dieser Altersstufe das Rorschach-Protokoll wenig Auskunft über die in diesen Kindern noch weitgehend schlummernden Persönlichkeitstendenzen geben kann. Auf der anderen Seite *erleichtert* die Gleichförmigkeit der normalen Strukturen in dieser Altersstufe das *Erkennen pathologischer Abweichungen struktureller Gegebenheiten.* Diese Möglichkeiten stehen im Zentrum unserer Fragestellung, deshalb soll hierüber mehr gesagt werden.

Zuvor muß aber noch über ein *weiteres negatives Ergebnis* unserer Untersuchungen berichtet werden. Der statistische *Vergleich zwischen den 3 von uns herausgestellten Krankheitsgruppen* erbrachte nämlich *keine* stichhaltigen Unterschiede in struktureller Hinsicht, die uns die *Möglichkeit zur differentialdiagno-*

stischen Abklärung in strittigen Einzelfällen geben würden. Gerade hier hätte man, aufgrund der sehr zahlreich vorhandenen Rorschachliteratur, signifikante Unterschiede erwarten dürfen. Wohl ließen sich einige statistisch zu sichernde Gruppenbesonderheiten herausstellen, die auch psychopathologischen Erfahrungen entsprechen. In differentialdiagnostischer Hinsicht ist ihr Aussagewert jedoch unbedeutend, da die strukturellen Veränderungen aller Kinder der Gruppe C so dominierend sind, daß die Unterschiede der Untergruppen schwer abhebbar sind. Anamnestische Angaben, klinische und neurologische Befunde, psychopathologische Feststellungen sowie Ergebnisse klinischer Hilfsmethoden wie EEG, Luftencephalogramm und dergleichen, können auf jeden Fall hier weit mehr zur differentialdiagnostischen Abklärung des Einzelfalls beitragen als die Ergebnisse psychodiagnostischer Untersuchungsverfahren.

Wenn wir diese bislang vorgelegte doch ziemlich negative Bilanz der Untersuchungsergebnisse zusammenfassen, könnte der Eindruck entstehen, daß die Durchführung derartiger psychodiagnostischer Untersuchungsverfahren im Rahmen kinderpsychiatrischer Fragestellungen ganz unnütz oder fehl am Platze sei.

Diesem Eindruck wollen wir dadurch entgegentreten, daß über die *Ergebnisse der Vergleichsuntersuchungen der Hauptgruppen* N und C etwas ausführlicher berichtet wird. Im Vergleich dieser Hauptgruppen ließen sich nämlich ganz *tiefgreifende und entscheidende strukturelle Unterschiede* feststellen, die wir unter den verschiedensten Aspekten aufzuspüren und gestaltpsychologisch zu interpretieren versuchten. Anhand einiger eindrucksvoller Beispiele sollen die Grundphänomene des Strukturwandels aufgezeigt werden, die wir bei den Kindern der Gruppe C nachweisen konnten.

Von besonderer Aussagekraft scheinen uns dabei die u. W. erstmals von uns in dieser Form durchgeführten *Verteilungskurven für alle* untersuchten *Rorschachphänomene* zu sein, während man sich normalerweise mit vergleichenden Mittelwertangaben begnügt und damit das so überaus wichtige Zustandekommen dieser Mittelwerte ganz unberücksichtigt läßt.

Wir möchten das Gesagte an einigen Beispielen vor Augen führen. *Angaben über die Zahl der Antworten* aller Kinder: Entgegen vielen anderen Mitteilungen, fanden wir eine deutliche höhere Antwortenzahl bei der Gruppe C. Wichtiger als diese Feststellung erscheinen uns aber die Verteilungskurven für die normalen und die hirngeschädigten Kinder. Man sieht nämlich deutlich, daß die erhöhte Antwortenzahl bei Gruppe C in erster Linie auf eine *Sondergruppe* zurückzuführen ist, bei denen die Kinder exzessiv viele Antworten gaben. Diese *Tendenz zur Polarisation* erscheint uns ein recht wichtiges psychobiologisches Grundphänomen, dem wir bei der Gruppe C immer wieder als Zeichen des von der Norm abweichenden Strukturwandels begegneten. Das andere polare Extremverhalten — also nur ganz wenige Antworten — fanden wir in unserem Material im Kindesalter nur selten. Daß diese Sondergruppe den Mittelwert bei Gruppe C stark beeinflußt hat, wird im Vergleich der beiden Verteilungskurven deutlich. Nur für diese Sondergruppe ist das Rorschachphänomen „Antwortenzahl“ von Bedeutung. Da die Antwortenzahl von Einfluß auf viele andere Mittelwertangaben zu sein schien, veranlaßte uns diese erste Erkenntnis dazu, alle *Rorschachzeichen unter dem Blickwinkel „Beziehung zur Antwortenzahl“* zu untersuchen, eine Analyse, die uns überaus wichtige und gestaltpsychologisch interessante Einsichten vermittelte.

Gleiche Ergebnisse erbrachten die Untersuchungen über das Zeichen *„Zahl der Antworten in der Zeit“*. Auch hier sieht man wieder die entscheidende Sondergruppe, die in erster Linie für den Unterschied der Mittelwerte verantwortlich zu machen war.

Aus der sog. *Erfassungsreihe,* die, wie einleitend gesagt wurde, die Gefügeeigenschaften der Gestalt repräsentiert, sind zunächst die Untersuchungsergebnisse über das Zeichen *„positiv zu bewertende Ganzantworten zu den Ganzantworten insgesamt“* zu besprechen. Der Unterschied der beiden Verteilungskurven ist hier so stark, daß man eine fast vollständige Trennung der beiden Gruppen, auch im Einzelfall allein mit diesem Zeichen bei unserem Material hätte herbeiführen können. Wir haben deshalb dieses Zeichen unter anderen für eine Diskriminanzanalyse mit 3 Variablen verwandt.

Recht deutlich sind unsere Ergebnisse über die sogen. *Do-Antworten,* bei denen der naheliegende Bildzusammenhang verkannt und statt dessen nur Einzelteile gedeutet werden, diese Tendenz zur Polarisation in Form der jetzt schon bekannten *Sondergruppe* bei Gruppe C. Normalerweise (Gruppe N) ist dieses Zeichen selten. Das niedrige G+ : G% und das hohe Do% sind hinweisend auf die ungenügende Prägnanz der Gestaltfunktionen bei Gruppe C.

Formal bestimmte Antworten — wir sprechen hier vom *F%* — geben die Kinder der Gruppe C häufiger. Auch hierfür ist die Sondergruppe mit fast ausschließlich Formantworten in erster Linie maßgeblich.

Mit das wichtigste Phänomen ist das sogen. *F+%*, d. h. das zahlenmäßige Verhältnis der gut erfaßten Formantworten. Durch diesen diametral entgegengesetzten Befund bei Gruppe N und C kommt der grundsätzliche strukturelle Unterschied zwischen beiden Gruppen mit am deutlichsten zum Ausdruck. Das sehr niedrige F+% bei Gruppe C kennzeichnet die ganz ungenügende „Prägnanz“ einer Gestaltung bei diesen Kindern. Dieses Zeichen war deshalb in hohem Maß prädestiniert für unsere Diskriminanzanalyse. Die weit geringere Zahl der *Bewegungsantworten* bei Gruppe C als Ausdruck der gestörten Gestaltqualitäten ist in erster Linie durch den weit höheren Nullwert und die geringere Anzahl von Kindern bedingt, die mehrere Bewegungsantworten gaben.

Es bleiben noch einige Worte zur dritten Dimension der Beurteilung, zur sog. *Inhaltsreihe,* zu sagen, die in erster Linie das *Wesen der Gestalt* widerspiegelt. Die Vorgestalt der Rorschachtafeln ist maßgeblich für den normalerweise hohen Anteil von *Tierantworten* im Kindesalter verantwortlich zu machen. Wie man sieht, folgen ihr die Kinder der Gruppe C nur bedingt. Dies gilt vor allem für eine *Sondergruppe* von rund 20% mit hervorstechend niedrigem T%.

Auch der *Bezug zum Menschlichen,* zum Menschlich-Lebendigen ist bei der

Gruppe C weit weniger ausgeprägt als bei Gruppe N. Ein kurzer Blick auf dieses Bild macht Ihnen das Gesagte deutlich.

An seine Stelle tritt bei vielen Kindern der Gruppe C die Tendenz zu *anatomischen Deutungen,* als eine Art Vorgestalt, speziell für eine *Sondergruppe* von rund 30% der Kinder. Meistens tritt diese Tendenz in Form der schon erwähnten Do-Antworten und sog. *Lageantworten,* bei denen nicht die Form, sondern die Lage des Einzelteils für die Antwort maßgeblich ist, sowie mit einem starken Bezug zur Antwortenhäufigkeit in Erscheinung, um hiermit die strukturelle Abweichnung von der Norm zum Ausdruck zu bringen.

Reine *Farbnennungen* müssen ebenfalls als Ausdruck einer ungenügenden Gestaltungstendenz aufgefaßt werden. Sie sind bei Gruppe C viel häufiger als bei Gruppe N.

Charakteristisch für die wesensmäßige Einengung der Kinder von Gruppe C war die Erfahrung, daß sie mit ihren *Inhalten insgesamt* viel weniger differierten als die Kinder der Gruppe N.

Wie schon angedeutet, wurde der Aufforderungscharakter der Rorschachtafeln bei diesen Kindern häufig nicht befolgt. Dies wird auch aus der viel geringeren Zahl an sog. *Vulgärantworten* offensichtlich. Über 40% der Kinder von Gruppe C hatten ein V% unter 10, in Gruppe N dagegen nicht einmal 5% der Kinder. Unterstrichen wird das soeben Gesagte durch die *große Zahl an* ganz ausgefallenen, oftmals gar nicht mehr einfühlbaren und deshalb *negativ zu bewertenden Originalantworten* bei sehr vielen Kindern der Gruppe C, die hierdurch ihre strukturellen Veränderungen zum Ausdruck bringen.

Häufig kommt es bei diesen Kindern gar nicht mehr zu eigentlichen Deutungen des Vorgegebenen, sondern zu reinen *Konfabulationen.* In gestaltpsychologischer Sicht ist die Tendenz einer gewissen Zahl von Kindern der Gruppe C, *Descriptionen* zu geben, also zu beschreiben anstatt zu deuten, als Ersatzleistung gleich zu bewerten wie die Tendenz zu Farbnennungen.

Der letzte sehr wesentliche und entscheidende Befund unserer Vergleichsuntersuchungen ist die Frage der *Perseverationstendenz.* Neben der erwähnten ungenügenden Prägnanz, zum Ausdruck kommend im niedrigen F+%, ist nämlich die *ganz ausgeprägte Tendenz zur Perseveration kennzeichnend für den Strukturwandel der Kinder der Gruppe C.* Sie kann in den verschiedensten Formen, entweder als direkte Wiederholung bei der nächsten oder erst bei einer später folgenden Antwort, als sog. Haften oder Kleben am übergeordneten Thema — dann häufig als Stereotypie bezeichnet — oder als formale Perseveration — z. B. alles, was nach oben spitz zuläuft, ist ein Berg — in Erscheinung treten.

Die Richtigkeit und Wichtigkeit des Gesagten ist durch einen Blick auf das Ergebnis einer der von uns durchgeführten *Diskriminanzanalyse* mit den Variablen F+%, Perseverations-% und G+ : g insges. % vor Augen zu führen, mit der sich statistisch eine praktisch völlige Trennung der beiden Gruppen N und C herbeiführen ließ. Außerdem sieht man hier auch die Tendenz zur

Polarisation bei den Kindern der Gruppe C durch die weit größere Streuung der Ergebnisse.

Wir sind diesen *verschiedenen Erscheinungsformen der Perseveration* in allen Bereichen nachgegangen und haben deshalb auch die *Analyse über die Beziehungen der Rorschachzeichen zur Antwortenhäufigkeit* angestellt. Wir kamen danach zu der Schlußfolgerung, daß sehr viele der vorgenannten geänderten Rorschachphänomene, neben der Neigung zur Polarisation, bei den Kindern der Gruppe C auf ihre übersteigerte Tendenz zur Perseveration zurückzuführen sind.

Die *Phänomene des organisch bedingten Strukturwandels* zeigten sich demnach

1. in einer *Störung der Struktur- bzw. Gefügeeigenschaften* im Sinne eines sog. „protopathischen Gestaltwandels" nach CONRAD mit Tendenzen zur gestörten Integrationsleistung — wir sprechen hier von einer sog. *„Desintegration"* — und zur ungenügenden Differenzierung — auch *„Entdifferenzierung"* genannt — zum Ausdruck kommend vor allem im sehr niedrigen F+% sowie
2. in einem *besonders starken Hervortreten der sog. „psychobiologischen Grundtendenzen"* nach SCHMITZ im Sinne einer *Polarisation, Perseveration, Stereotypie und Automatie.*

Diese Gestaltstörungen können bis zum völligen Gestaltverlust, zum *Gestaltzerfall,* führen. Durch diese strukturellen Veränderungen kommt es zum Verlust der geistigen Freiheit, zu einer Einschränkung der freien Entscheidung oder — wie es GOLDSTEIN einmal formulierte — zu einem Verlust des abstrakten und zu einem übersteigerten oder gar ausschließlichen *Verhaftetsein im konkreten Verhalten.* Dies führt zu einer Einbuße oder zum Verlust, psychisch Gegebenes zu formen, zu verändern und wieder umzuformen, das Wesentliche zu erfassen, zu gliedern und zu analysieren sowie abstraktiv allgemeine Eigenschaften eines Gegebenen zu erfassen.

Wenn wir solchen Phänomenen eines Strukturwandels mit allen uns zu Gebote stehenden Möglichkeiten nachspüren, die wir hier nur andeuten konnten, erweist sich der *Rorschach-Test,* nach unseren Erfahrungen zu schließen, als ein *überaus wertvolles Hilfsmittel bei kinderpsychiatrischen Fragestellungen, gibt eine Zusammenfassung der Ergebnisse unserer Vergleichsuntersuchungen.* Sie zeigt, daß wir *bei rund 80%* der Kinder von Gruppe C *eindeutige Hinweiszeichen auf einen Strukturwandel* und *in weiteren 15% andeutungsweise Veränderungen* in diesem Sinne nachweisen konnten, während die *Rorschachprotokolle der Kinder von Gruppe N praktisch unauffällig* in dieser Richtung waren.

Diese Zahlen zeigen, daß *strukturelle Veränderungen auch unabhängig vom psychopathologischen Bild* der Kinder bestehen, beurteilt nach den Angaben der Eltern oder der Schule sowie nach unseren eigenen Beobachtungen und Untersuchungen. Damit stellt sich die schwer zu beantwortende *Frage, welche Bedeutung man solchen strukturellen Analysen* auf psychodiagnostischer Ebene *geben soll.*

Zwei Ansatzpunkte scheinen dabei von Bedeutung zu sein, nämlich:

1. die katamnestischen Untersuchungen von Kindern nach sicher durchgemachten oder noch bestehenden organischen Hirnschädigungen, wie in unserem Fall, und
2. die Beurteilung unklarer psychopathologischer Zustandsbilder oder anderer kinderpsychiatrischer Fragestellungen.

Soviel kann anhand unserer Untersuchungsergebnisse und aufgrund unserer langjährigen Erfahrungen auf diesem Gebiet als gesichert angesehen werden, daß wir gut daran tun, uns in beiden Fällen nicht allein auf klinische und neurologische oder durch klinische Hilfsmethoden zu erhebende Befunde sowie auf das phänomenologische „So-Sein" bzw. auf das psychopathologische Bild dieser Kinder zu stützen, sondern hierzu auch die Ergebnisse struktureller Analysen mit dafür geeigneten psychodiagnostischen Untersuchungsmethoden heranzuziehen, wobei der Rorschach-Test sich hierfür besonders gut zu eignen scheint.

Der *Aussagewert* solcher struktureller Analysen ist im ersten Fall, also *bei katamnestischen Erhebungen,* sicher höher als im 2. Fall. Absichtlich haben wir deshalb auch *nie von „spezifischen" oder gar „pathognomonischen" Veränderungen* im Rahmen eines hirnorganisch bedingten Strukturwandels *gesprochen,* da alle Einwirkungen auf die gegebenen Strukturen einer Person zu gesamthaften Gestaltänderungen führen, die sicher ihr von der Art, der Intensität und von der Lokalisation der Hirnschädigung bestimmtes Gepräge haben, im Prinzip aber den unspezifischen psychologischen Gesetzen der Gestaltsabläufe folgen.

Weiter möchten wir annehmen, daß es sich *beim organisch bedingten Struktur- und Gestaltwandel* um *sehr intensive, nachhaltige* und, leider, *häufig* auch *bleibende strukturelle Änderungen* handelt, die wir durch solche Strukturanalysen noch nach vielen Jahren nachweisen können. Es ist deshalb verständlich, daß wir gerade hier mit so schweren Auswirkungen auf die Gesamtpersönlichkeitsentwicklung rechnen müssen.

Es soll noch festgestellt werden, daß es u. E. bei so schweren gesamthaften strukturellen Veränderungen *nicht mehr möglich* ist, *zu einer isolierten Beurteilung einzelner Persönlichkeitszüge* mit Hilfe des Rorschach-Tests *zu kommen.* Dies gilt vor allem für die Intelligenz dieser Kinder.

So gesehen kann die *Benutzung solcher Hilfsmittel* durchaus eine *wertvolle* und manchmal sogar entscheidende *Bereicherung* für *kinderpsychiatrische Belange* bedeuten. Wie bei jeder Hilfsuntersuchung besteht auch hier die *Gefahr einer Überbewertung der Aussagemöglichkeiten,* auf die ja mehrfach hingewiesen wurde. Darüber hinaus darf der Einsatz solcher Hilfsmethoden nicht zu einer Verflachung unseres klinischen Blickes bei der Beurteilung des kindlichen Ausdrucks- und Bewegungsverhalten sowie zu einer Schematisierung in der Beschreibung und Beobachtung physischer und psychischer Phänomene führen.

Anschrift des Verfassers: Prof. Dr. med. CHR. WUNDERLICH, D-8 München 71, Sollner Straße 39, Deutschland.

Entwicklung der geistigen Leistungsfähigkeit nach Schädelhirntraumen im Kindesalter

Von

U. Kleinpeter

Abteilung Kinderneuropsychiatrie der Universitäts-Nervenklinik Rostock, Deutschland
(Direktor: Prof. Dr. sc. med. Gerhard Göllnitz)

Mit 9 Abbildungen

Zusammenfassung

Die Frage nach den Störungen der intellektuellen Leistungsfähigkeit von Kindern nach Schädel-Hirntraumen gewinnt mit zunehmender Verkehrsdichte an Bedeutung. Die klinischen und psychologischen Untersuchungen an 196 Kindern mit mittelschweren und schweren Hirnverletzungen werden dargelegt und interpretiert. Der Begriff der relativen Demenz als verlangsamtes Entwicklungstempo mit ständig wachsendem Zurückbleiben gegenüber der Altersnorm vom Zeitpunkt des Unfalls an, ist für einen Teil des untersuchten Krankengutes anwendbar. Die Bedeutung der intensiven psychodiagnostischen Untersuchung aller Kinder mit Schädel-Hirntraumen ist nicht zu übersehen.

Summary

The Development of Mental Achievement after Brain Trauma in Infancy

The question of the disturbance of the child's intellectual achievement after brain trauma is gaining in importance with the increasing density of traffic. Clinical and psychological findings on 196 children with brain damage of varying severity are presented and interpreted. The concept of relative dementia as a slower tempo of development with steadily increasing retardation compared to age average from the time of the accident is applicable to a percentage of the sample examined. The importance of intensive psycho-diagnostic examination of all children with brain trauma cannot be overlooked.

Störungen in der Entwicklung der geistigen Leistungsfähigkeit bei Kindern nach Schädelhirntraumen können auf einer direkten Minderung der Intelligenz beruhen und müßten dann als posttraumatische Demenz aufgefaßt werden oder aber auf einer Unfähigkeit der Nutzung der Intelligenz infolge einer hirnorganischen Wesensveränderung, wobei Milieueinflüsse eine große Rolle spielen.

a) Zunächst möchten wir auf die Frage der direkten Beeinträchtigung der Intelligenz eingehen.

Bei Nachuntersuchungen von Patienten, die im Kindesalter ein Hirntrauma erlitten, wurde wiederholt festgestellt, daß schwachsinnige Kinder häufiger Unfälle erleiden als solche mit normaler Intelligenz. Nur selten wurde die Vermutung geäußert, z. B. von Smith, Sachs und Hausmann und auch F. Faust, daß der traumatische Cerebralschaden zu einer Behinderung der intellektuellen Entwicklung führen könnte. Im allgemeinen wird der relativ hohe Anteil an Schwachsinnigen bei hirntraumatisch geschädigten Kindern als Ursache und nicht als Folge des Traumas aufgefaßt.

Wir konnten bei einer vielschichtigen kinderneurologisch-psychiatrischen und psychologischen Untersuchung mit Verlaufskontrollen bei 196 mittelschweren und schweren Hirntraumen aus einem Gesamtkrankengut von 581 Traumen aller Schweregrade mehrere interessante Beobachtungen machen, die darauf hindeuten, daß schwere Hirntraumen im Kindesalter, besonders bei jungen Kindern, zur Demenz führen.

Eine klassische Demenz, d. h. ein nicht wieder Erreichen des praetraumatischen Entwicklungsstandes, sahen wir nur zweimal nach schwersten Traumen mit apallischem Syndrom im Kleinkindalter, bei einem $2^1/_2$-jährigen Mädchen und bei einem 4-jährigen Jungen.

Zahlreicher und für die hier gegebene Fragestellung auch wesentlicher sind die Fälle mit kindheitstypischer relativer Demenz. Darunter verstehen wir ein verlangsamtes Entwicklungstempo mit ständig wachsendem Zurückbleiben gegenüber der Altersnorm vom Zeitpunkt des Unfalls an.

Wir fanden nach Aussonderung der sicher cerebral vorgeschädigten Kinder bei den restlichen 183 Patienten nach schweren und mittelschweren Hirntraumen 15 Prozent Schwachsinnige, d. h. etwa dreimal soviel wie in der Normalpopulation. Nach eingehender Analyse der Fälle gelangen wir zu der Auffassung, daß es sich hierbei überwiegend um eine Folge des Hirntraumas handelt:

1. weil eine deutliche Abhängigkeit der Schwachsinnshäufigkeit vom Schweregrad des Hirntraumas festzustellen ist.

Schweregrad I	(ohne Fraktur)	9	von	203	Kindern	(4,6%)
Schweregrad I	(mit Fraktur)	5	von	60	Kindern	(8,0%)
Schweregrad II		10	von	90	Kindern	(11,0%)
Schweregrad III		13	von	33	Kindern	(39,0%)

Abb. 1. Schwachsinnshäufigkeit im Gesamtkrankengut nach Aussonderung der vorgeschädigten Kinder

Wie die Zusammenstellung zeigt, befinden sich in der (nicht in die Untersuchung einbezogenen) Gruppe der leichten Commotiones und Schädelprellungen etwa 4,6% Schwachsinnige, also annähernd in gleicher Häufigkeit wie im Bevölkerungsdurchschnitt. Patienten mit Schädelfraktur und einem Hirntrauma vom Schweregrad I (nach TÖNNIS) zeigen eine Schwachsinnshäufigkeit von 8%, also schon doppelt so viel, wobei bemerkt werden muß, daß Schädelfrakturen ohne wesentliche Hirnbeteiligung praktisch nur im Kleinkindalter vorkommen. Nach Schweregrad II sind es bereits 11% und nach Schweregrad III 39% schwachsinniger Kinder.

Daß schwachsinnige Kinder häufiger Unfälle erleiden als normal intelligente, scheint überzeugend. Schwer erklärbar ist jedoch, wie der Intelligenzgrad des Kindes (nach Auslösung des Unfallgeschehens) einen wesentlichen Einfluß auf die Größe der traumatischen Gewalteinwirkung, d. h. auf den Schweregrad des Hirntraumas haben könnte.

2. weil die Schwachsinnshäufigkeit eindeutig vom Alter der Kinder zur Zeit des Unfalls abhängig ist.

1– unter 3 Jahre	8 von 33 Kindern	(24%)
3– unter 7 Jahre	12 von 84 Kindern	(14%)
7– unter 12 Jahre	6 von 38 Kindern	(16%)
12– unter 15 Jahre	2 von 17 Kindern	(12%)

Abb. 2. Schwachsinnshäufigkeit nach Unfallaltersgruppen (Hirntraumen vom Schweregrad II und III)

24% aller Kinder nach schweren und mittelschweren Schädel-Hirntraumen, die den Unfall im Alter von 1 bis unter 3 Jahren erlitten, sind später schwachsinnig, bei den Älteren liegt der Prozentsatz um etwa 10% niedriger.

Die graphische Darstellung zeigt die Schwachsinnshäufigkeit in den verschiedenen Altersgruppen nach einem Hirntrauma vom Schweregrad III. Von den 5 Kindern dieser Gruppe, die den Unfall im Alter von 1—3 Jahren erlitten, hat nur 1 Kind später eine normale Intelligenz aufzuweisen, von den 3- bis 7-jährigen ist die Hälfte schwachsinnig, während in der Gruppe der älteren Patienten jeweils nur ein Schwachsinniger enthalten ist.

Nach Hirntraumen vom Schweregrad II ist eine sichere Altersabhängigkeit, wie hier zu sehen ist, nicht mehr nachzuweisen.

Wegen der absolut kleinen Zahlen sind hier natürlich viele Einwände möglich, zumal die Kleinkinder vor dem Trauma noch keine Möglichkeit hatten, ihre Intelligenz unter Beweis zu stellen. Es gibt aber keine Erklärung dafür, warum gerade bei den Jüngsten, bei denen die Unfallhäufigkeit doch im wesentlichen von dem Beaufsichtigungsgrad und nicht von dem Kritikvermögen des Kindes abhängt, ganz überwiegend die Schwachsinnigen schwere Unfälle erleiden sollen und bei den Älteren weniger, obwohl hier viel größere Anforderungen an die Eigenverantwortlichkeit des Kindes gestellt werden müssen.

Die Zahl der Kleinkinder mit schweren Hirntraumen ist naturgemäß in allen Nachuntersuchungsgruppen sehr klein, und der später festgestellte Schwachsinn wird in jedem Einzelfall als vorher wahrscheinlich schon gegeben angesehen. Zählt

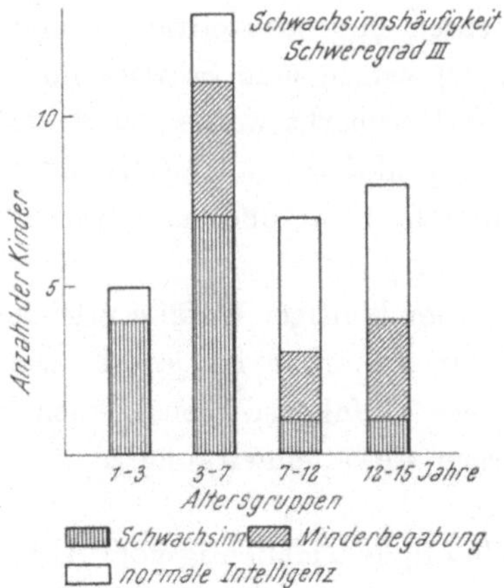

Abb. 3. Anteil der schwachsinnigen Kinder nach Hirntraumen vom Schweregrad III in den verschiedenen Altersgruppen

man jedoch die in der Literatur mitgeteilten Untersuchungsergebnisse zusammen, z. B. von Ssouchareva-Einhorn, Hjern und Nylander, Lange-Cosack und Nevermann, Lutz und F. Faust, so kommt man zu ähnlichen Ergebnissen wie in der eigenen Untersuchungsgruppe.

3. weil bei einem Teil der Patienten das Zurückbleiben der Entwicklung gegenüber der Altersnorm objektiv belegt werden konnte.

Bei 100 Kindern unserer Untersuchungsgruppe wurde die Intelligenz mehrfach mit demselben Verfahren geprüft. Dabei zeigten 13 Kinder positive bzw.

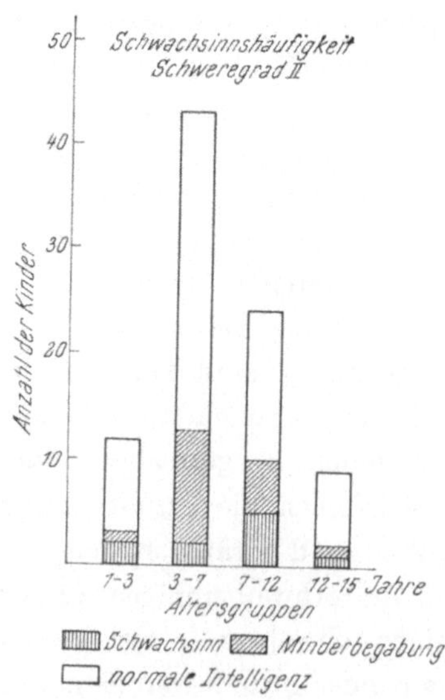

Abb. 4. Anteil der schwachsinnigen Kinder nach Hirntraumen vom Schweregrad II in den verschiedenen Altersgruppen

negative Schwankungen des Intelligenzquotienten bis zu 15 IQ-Punkten, die noch als im Bereich der Fehlergrenze gewertet werden konnten. 14 Patienten aber zeigten ein eindeutiges Absinken des Intelligenzniveaus, d. h. bei anfänglich normalem Querschnittsbefund hatten sie in 2 bis 3 Jahren so wenig Entwicklungszuwachs aufzuweisen, daß sie auf das Niveau einer Debilität abgesunken waren.

Auf Grund dieser Beobachtungen gelangen wir zu der Auffassung, daß schwere Hirntraumen im Kindesalter zur Demenz führen können, besonders wenn der Unfall im Kleinkindesalter erlitten wird.

Obwohl das absolute intellektuelle Potential wächst, im Gegensatz zu dem klassischen Demenzbegriff, sinkt der Intelligenzquotient infolge des verlangsamten Entwicklungstempos ständig ab, d. h., es besteht eine relative Demenz, wie sie nur bei Kindern in Erscheinung treten kann.

b) Im zweiten Teil soll auf die Frage der Leistungseinbuße infolge hirnorganischer Wesensänderung eingegangen werden.

Die Beurteilung einer Wesensänderung ist bei Kindern außerordentlich schwer, da das Verhalten und die psychophysische Belastbarkeit von sehr vielen Faktoren abhängig sind, wie z. B. Milieueinflüssen, Allgemeinerkrankungen u. ä. Darüber hinaus treten Veränderungen in jeder Entwicklungsphase auf. Demzufolge sind auch die Berichte über entsprechende Untersuchungsergebnisse extrem widersprüchlich. Allein die Abgrenzung zwischen milieureaktiven und organisch bedingten Verhaltensänderungen scheint uns sehr problematisch, zumal inzwischen allgemein anerkannt ist, daß hirnorganisch geschädigte Kinder sehr stark auf Milieueinflüsse reagieren, so daß zweifellos häufig Mischbilder auftreten. Wir haben deshalb bei unseren Erhebungen auf eine solche Differenzierung verzichtet und symptomatisch das gegebene psychopathologische Bild zugeordnet. Dabei kamen wir zu folgenden Ergebnissen:

Nach schweren und mittelschweren Hirntraumen wurde in 75% der Fälle eine Änderung des Verhaltens beobachtet (Laux und Bues fanden im auslesefreien Patientengut aller Schweregrade 17% organisch bedingter und 17% milieureaktiver Verhaltensänderungen). Bei unseren Untersuchungen und Erhebungen fiel auf, daß es neben dem bekannten und als kindertypische Form des hirnorganischen Psychosyndroms beschriebenen Hypermotilitätssyndrom eine Gruppe von Kindern gab, bei denen Verlangsamung und Antriebsminderung ganz im Vordergrund standen, entsprechend den von Lutz beobachteten antriebsarmen-willensschwachen-interessenlosen Kindern. In beiden Gruppen waren die bekannten Symptome, wie Konzentrationsschwäche, vorzeitige Ermüdbarkeit, Steuerungsschwäche in der affektiven Sphäre usw. im Rahmen des allgemeinen hirnorganischen Psychosyndroms vorhanden.

Interessante Ergebnisse brachte die weitere Analyse der Antriebsstörungen. 43% der Patienten konnten dem Bild der unruhig-reizbaren und 32% dem der antriebsgemindert verlangsamten zugeordnet werden.

Entgegen unseren Erwartungen konnte keine signifikante Abhängigkeit vom

Alter oder besser der Entwicklungsphase der Patienten festgestellt werden. Es ergeben sich hier nur unerhebliche Schwankungen ohne erkennbare Tendenz.

Es ergeben sich hier nur unerhebliche Schwankungen ohne erkennbare Tendenz.

Dagegen ergab sich eine ganz eindeutige Abhängigkeit vom Schweregrad des Hirntraumas.

Es zeigt sich hier zunächst eine gute Korrelation zwischen dem Schweregrad des Hirntraumas und der Häufigkeit von Wesensänderungen allgemein, wobei

	unver-ändert	unruhig-reizbar	antriebsarm-verlangsamt
1) *Nach Schweregrad*			
Schweregrad I	40%	49%	11%
Schweregrad II	25%	40%	35%
Schweregrad III	5%	41%	54%
2) *Nach Unfallalter*			
1– unter 3 Jahre	47%	31%	22%
3– unter 7 Jahre	26%	49%	25%
7– unter 12 Jahre	13%	34%	53%
12– unter 15 Jahre	17%	50%	33%

Abb. 5. Erscheinungsform des hirnorganischen Psychosyndroms unterteilt 1) nach Schweregrad der Hirntraumen, 2) nach Unfallaltersgruppen

zu berücksichtigen ist, daß in die Gruppe mit Schweregrad I nur die Kinder mit Schädelfrakturen ohne wesentliche Hirnbeteiligung einbezogen wurden; die 385 Commotionssyndrome und Schädelprellungen des Gesamtkrankengutes ohne Fraktur sind hier nicht erfaßt.

Das Interessante an dieser Übersicht ist die Relation zwischen der Form des Psychosyndroms und dem Schweregrad des Hirntraumas. Während die Unruhig-reizbaren nach allen Schweregraden etwa gleich häufig zu finden, also unabhängig vom Schweregrad des Hirntraumas sind, treten die Antriebsgeminderten ganz überwiegend nach schweren Hirntraumen in Erscheinung.

Die weiteren Untersuchungen ergaben neben der Abhängigkeit vom Schweregrad des Hirntraumas eine eindeutige Beziehung zu der Lokalisation des Cerebralschadens (die Unzulänglichkeiten in der lokalisatorischen Zuordnung von Hirntraumen sind bekannt). Bei etwa gleicher Zusammensetzung der beiden Patientengruppen nach Altersstufen und nach Häufigkeit der verschiedenen Schweregrade ergibt sich folgendes Bild:

Im Gesamtkrankengut (der schwer und mittelschwer Traumatisierten) wie auch in beiden Untergruppen sind um 25% im Verhalten unverändert. Dagegen ergibt sich eine wesentliche Verschiebung in der Häufigkeit der psychopathologischen Bilder in den beiden Gruppen gegenüber dem Gesamtkrankengut. Die frontotemporal Verletzten zeigen in 50% dieser Gruppe eine Antriebsminderung,

	unverändert	unruhig	antriebsgemindert
Gesamtkrankengut	25%	43%	32%
frontal bis frontotemporal verletzte Patienten	21%	29%	50%
anderweitig lokalisierte Hirnschäden	29%	52%	19%

Abb. 6. Erscheinungsform des hirnorganischen Psychosyndroms nach Lokalisation der Hirnschädigung

die anderweitig Geschädigten dagegen nur in 19% der Fälle, während die Unruhig-reizbaren in der Gruppe der fronto-temporal Verletzten nur 29% ergeben, aber 52% in der anderen Gruppe.

Die eben gegebene Übersicht in Prozent-Zahlen ist hier noch einmal graphisch dargestellt.

Nach diesen Untersuchungsergebnissen gelangen wir zu der Auffassung, daß es bei Kindern nach Hirntraumen zwei unterschiedliche Erscheinungsbilder des hirnorganischen Psychosyndroms gibt — im wesentlichen geprägt durch die Form der Antriebsstörung.

Zunächst das aus der Literatur bekannte und z. B. von Lange-Cosack und Nevermann als sehr einförmig beschriebene Syndrom der psychomotorischen Unruhe, das in seiner relativen Häufigkeit vom Unfallalter und auch vom Schweregrad des Hirntraumas weitgehend unabhängig ist.

Ferner gibt es eine Gruppe von Patienten, bei denen das chronische hirnorganische Psychosyndrom in seiner Symptomatologie vorrangig durch Antriebsminderung bzw. Antrieberlahmen und Verlangsamung bestimmt wird, was bisher in der Literatur wenig Beachtung gefunden hat. Diese Form der Antriebsstörung ist nach unseren Beobachtungen eindeutig abhängig vom Schweregrad des Hirn-

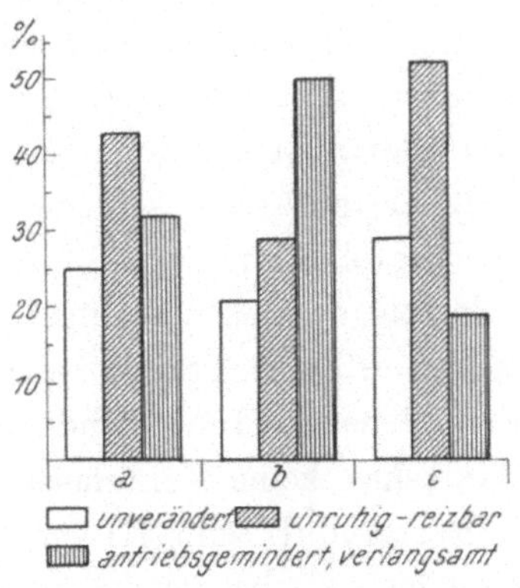

Abb. 7. Häufigkeit der verschiedenen posttraumatischen Psychosyndrome
a) Gesamtkrankengut, b) fronto-temporal Verletzte, c) anderweitig lokalisierte Hirnschäden

traumas und darüber hinaus von der Lokalisation der Hirnschädigung, letzteres allerdings mit vielen Vorbehalten.

Enthält schon die rein lokalisatorische Zuordnung der cerebralen Läsion bei überwiegend gedeckten Hirntraumen sehr viele Unsicherheitsfaktoren, so ist in jedem Fall eines Hirntraumas vom Schweregrad II und III eine Stammhirnbeteiligung einzukalkulieren und darüber hinaus letztlich eine Schädigung im ganzen Gehirn möglich durch das bei Kindern in der akuten posttraumatischen Phase in der Regel stark ausgeprägte Hirnödem.

Auf die geistige Leistungsfähigkeit, die im Folgenden an Hand der Schulerfolge dargestellt werden soll, wirkt sich das Psychosyndrom mit Antriebsminderung wesentlich negativer aus als das mit gesteigerter Unruhe. In kinderneuropsychiatrische Behandlung kommen letztere allerdings häufiger, da sie von der Umgebung als störend empfunden werden.

Wie diese Zusammenstellung zeigt, befinden sich die Kinder nach einem

Schulerfolg nach	Commotio	Contusio	Gruppe der fronto-temporal Verletzten
Normal	77%	56%	42%
1 J. Rückstand, Normalschule	13%	14%	23%
mehrere Jahre Rückstand, Normalschule	6%	7%	14%
Sonderschule für Debile	4%	23%	21%

Abb. 8. Schulerfolg nach Schweregrad und Lokalisation des Hirntraumas

Schädelhirntrauma vom Schweregrad I zu 77% der Fälle altersgerecht normal in der Schule. Nach Erhebungen von Rösler erreichten 1958 in der DDR 77,7% der Schüler einen normalen Schulabschluß. Es muß jedoch berücksichtigt werden, daß der größte Teil der hier erfaßten Unfallkinder die Schule noch nicht abgeschlossen hat, also noch weitere Klassenwiederholungen hinzukommen können. Nach Erhebungen von Löwe an etwa 20.000 Leipziger Schülern der Klassenstufe 1—8 sind nur 10,7% nicht in der altersgerechten Klasse. Der Anteil der Sitzenbleiber wie auch der Hilfsschüler (mit 4%) ist demnach in dieser Gruppe etwas größer als im Durchschnitt der Bevölkerung.

Da der schlechtere Schulerfolg der leicht traumatisierten Kinder nicht Folge einer Minderleistung durch das erlittene Trauma sein kann, muß diese Gruppe die Relation zwischen dem Intelligenzgrad des Kindes und der Unfallgefährdung zum Ausdruck bringen. Wir sehen keine Veranlassung, bei den Kindern nach einem Hirntrauma vom Schweregrad II und III einen größeren Anteil primär Intelligenzgeminderter anzunehmen als bei denen mit Schweregrad I. Das würde aber, wie gesagt, bedeuten, daß Schwachsinn nach schweren Traumen überwiegend die Folge und nicht die Ursache des Hirntraumas ist.

Wie auf Abb. 8 zu erkennen ist, befinden sich von den Patienten nach einem Trauma mit Schweregrad II und III nur 56% altersgerecht in der Normalschule und 23% in der Hilfsschule. Damit ist ihr Schulerfolg wesentlich schlechter als bei denen nach leichten Traumen.

Diese Differenz dürfte in den nächsten Jahren noch größer werden, da gerade die in sehr jungem Alter verunfallten und jetzt alle noch in der Unterstufe befindlichen Kinder der Untersuchungsgruppe, die schwersten Entwicklungsbeeinträchtigungen zeigten.

Am schlechtesten in der Normalschule, aber beachtenswerterweise nicht häufiger in der Hilfsschule, sind die fronto-temporal Verletzten. In der großen Zahl der Schulversager ohne Hilfsschulbedürftigkeit sehen wir den leistungshemmenden Einfluß der hirnorganischen Wesensänderung. Bei den frontotemporal Verletzten, bei denen 50% der Wesensveränderten das Syndrom der Verlangsamung und Antriebsminderung zeigten, ist die Einengung der Leistungsbreite am stärksten ausgeprägt.

verhaltensunauffällig und beschwerdefrei	43	(22%)
verhaltensunauffällig mit Beschwerden	17	(9%)
verhaltensauffällig ohne Beschwerden	48	(24%)
verhaltensauffällig mit Beschwerden	88	(45%)

Abb. 9. Relation zwischen Verhaltensänderung und Beschwerdehäufigkeit bei 196 Patienten nach schweren und mittelschweren Hirntraumen

Abschließend soll noch eine Übersicht die Beziehungen von subjektiven Beschwerden infolge vegetativer Dysregulationen und objektiv beobachteten Verhaltensänderung zeigen, weil hier eine sehr deutliche Übereinstimmung zu erkennen ist, obwohl wir keine Trennung nach reaktiven und organisch bedingten Verhaltensänderungen vorgenommen haben.

Es zeigt sich, daß die verhaltensunauffälligen Kinder in 72% dieser Fälle auch subjektiv beschwerdefrei waren, während von den verhaltensauffälligen nur 35% keine Beschwerden klagten.

Die immer noch weit verbreitete Version von der „absolut guten Prognose" nach kindlichen Hirntraumen dürfte mit diesen wenigen Zahlen schon eindeutig widerlegt sein.

Wir wollen am Schluß hervorheben, daß der größere Teil unserer Untersuchungsergebnisse mit denen aus der Literatur bekannten übereinstimmt. Hier wurden bewußt die abweichenden oder bisher wenig beachteten Ergebnisse hervorgehoben, um sie zur Diskussion zu stellen.

Literatur

1. Faust, F.: Über Dauerschäden nach Hirntrauma bei Kindern und Jugendlichen. Allg. Z. Psychiat. **108**, 72—93 (1938).
2. Hjern, B., and I. Nylander: Late prognosis of severe head injuries in childhood. Arch. Dis. Childh. **37**, 113—116 (1962).

3. Kleinpeter, U.: Störungen der psychosomatischen Entwicklung nach Schädel-Hirntraumen im Kindesalter. Jena: Fischer, 1971.
4. Lange-Cosack, H., und E. Nevermann: Zur Frage der sozialen Rehabilitation hirnverletzter Kinder und Jugendlicher. Dtsch. Z. Nervenheilk. **178**, 199–223, (1958).
5. Laux, W., und E. Bues: Auslesefreie Längsschnittuntersuchungen nach traumatischen Hirnschädigungen im Kindesalter (Teil I u. II). Med. Klinik **55**, 2273–2278 (1960), Med. Klinik **55**, 2309–2314 (1960).
6. Löwe, H.: Probleme des Leistungsversagens in der Schule. Berlin 1963.
7. Lutz, J.: Über komplizierten posttraumatischen Verlauf nach Schädelbruch bei 24 Kindern. Z. Kinderpsychiat. **18**, 189–205 (1951).
8. Smith, G.: Cerebral accidents of childhood and their relationships to mental deficiency. Welfare magaz. **17**, 18–33 (1926).
9. Rösler, H. D.: Leistungshemmende Faktoren in der Umwelt des Kindes. Leipzig: Barth, 1967.
10. Sachs, B., and L. Hausmann: Nervosus and mental disorders from birth through adolescence. New York: P. B. Hoeber Inc., 1926. (Zitiert nach Laux u. Bues).
11. Ssouhareva, G., et D. Einhorn: Les phénomènes psychiques résiduels chez les enfants après lésions traumatiques de la tête (I u. II). Z. Kinderpsychiat. **1**, 165–176 (1934), **2**, 8–17 (1935).

Anschrift des Verfassers: Doz. Dr. med. habil. U. Kleinpeter, Universitäts-Nervenklinik, Abteilung für Kinderneuropsychiatrie, DDR-25 Rostock 9, Deutschland.

Spezielle klinische und psychologische Aspekte des organischen Psychosyndroms bei kindlichen Hirnschäden

Von

Th. Kohlmann und **A. Rett**

Neurologisches Krankenhaus der Stadt Wien, Rosenhügel,
Abteilung für entwicklungsgestörte Kinder und
Ludwig Boltzmann-Institut zur Erforschung kindlicher Hirnschäden, Wien, Österreich
(Vorstand: Prim. Univ.-Doz. Dr. Andreas Rett)

Mit 8 Abbildungen

Zusammenfassung

Unsere Ergebnisse über das organische Psychosyndrom bei cerebralgeschädigten Kindern haben folgendes gezeitigt:

Zur Herausarbeitung der wichtigsten Faktoren des organischen Psychosyndroms bei hirngeschädigten Kindern wurde eine Gruppe von 311 cerebralgeschädigten mit einer Gruppe von 108 neurotischen Kindern verglichen. Im Rückgriff auf das ursprüngliche organische Psychosyndrom nach Eugen und Manfred Bleuler wurden folgende Teilfaktoren des organischen Psychosyndroms untersucht: Störungen der intellektuellen Funktionen, Störungen der mnestischen Funktionen, Störungen der motorischen Funktionen, globale Veränderungen im Wahrnehmungsbereich und in den assoziativen Mechanismen im Rorschach-Versuch. Die Intelligenzdefekte stehen nicht immer in Konnex mit dem allgemeinen organischen Psychosyndrom. Die Organizität der Differenz zwischen der sprachlich-begrifflichen Intelligenz im Hawik (Verbal-IQ) und der praktischen Intelligenz (Handlungs-IQ) kann nur als teilweise nachgewiesen betrachtet werden, da jede psychische Störung — auch eine nicht-organische — sich in der Verstärkung der Differenz zwischen den beiden Intelligenzquotienten äußert. Die korrelativen Beziehungen zwischen dem Intelligenzquotienten und den organischen Zeichen im Rorschach-Versuch (Perseverations- und Stereotypieindikator) sprechen für die Hypothese, daß der Intelligenzdefekt nicht immer beim organischen Psychosyndrom vorkommen muß. Zum organischen Psychosyndrom bei hirngeschädigten Kindern gehört aber immer eine mnestische und motorische Störung, wobei diese letzte von vielen Autoren zu wenig oder nicht betont wurde. Das organische Psychosyndrom zeigt sich im Wahrnehmungsbereich und im Bereich der assoziativen Denkmechanismen in der signifikanten Erhöhung des Perseverations- und Stereotypieindikators bei hirngeschädigten Kindern verglichen mit den gesunden Kindern. Im Bereiche der Affektivität (Farbwerte des Rorschach-Versuches) konnten wir keine eindeutigen Differenzen zwischen der Gruppe der cerebralgeschädigten Kinder und der

Gruppe der cerebralgesunden-neurotischen Kinder finden. Die korrelationsstatistischen und faktorenanalytischen Untersuchungen der beiden Gruppen zeitigten im HAWIK eine auffällige Gleichförmigkeit der Leistungen im Intelligenzbereich im Sinne einer kognitiven Starre bei den hirngeschädigten gegenüber der größeren Flexibilität der hirngesunden-neurotischen Kinder. In der Faktorenanalyse selbst konnte im 3. und 4. Faktor ein Unterschied zwischen den beiden Gruppen gefunden werden, wobei dieser Unterschied in der organisch-kognitiven Dimension bei den cerebralgeschädigten und der motorisch-sprachlich-kognitiven Dimension bei den neurotischen Kindern lag. Die Gesamtergebnisse sind in der Abb. 8 sichtbar. In dieser Abb. ist der äußere Kreis gleich bedeutend mit dem Leistungs- und Persönlichkeitsbild der hirngesunden-neurotischen Kinder und die restringierten Kreisausschnitte (dargestellt als prozentualer Mittelwertsunterschied zu den Leistungen der hirngesunden Kinder) entsprechen den durch das organische Psychosyndrom verursachten hirnorganischen Leistungsstörungen im kognitiven Bereich (HAWIK), im assoziativ-wahrnehmungsmäßigen Bereich (Rorschach-Versuch) und im Bereiche der Mneme und Motorik. Die stärksten Korrelate einer hirnorganischen Leistungsstörung sehen wir im Bereiche der Gedächtnisfunktionen und der assoziativen Organisation der Wahrnehmung, dann folgen die Motorik und die Intelligenzfunktionen.

Summary

Particular Clinical and Psychological Aspects of the Organic Psycho-Syndrome Based on Brain Damage in Infancy

Our exminations of the organic psycho-syndrome of children with cerebral damage have yielded the following results:

A group of 311 children who had suffered cerebral damage was compared with a group of 108 neurotic children with a view to elaborating the most essential factors of the organic psycho-syndrome in children with cerebral damage. Going back to the original organic psycho-syndrome as described by EUGEN and MANFRED BLEULER, the following factors of the organic psycho-syndrome were investigated: disturbances of intellectual functions, disturbances of mnestic functions, disturbances of motoric functions, global changes in perception and the associative mechanisms in the RORSCHACH test. Intelligence defects are not always connected with the general organic psycho-syndrome. The organic basis of the difference between verbal-conceptual intelligence in HAWIK (verbal IQ) and practical intelligence (performance IQ) can only be considered as partially proven, since any psychic disturbance — even a non-organic one — is expressed in an increased difference between the two intelligence quotients. The correlative relations between the intelligence quotient and the organic symptoms in the RORSCHACH test (perseveration and stereotype indicator) suggest the hypothesis that the intelligence defect need not always be present in an organic psycho-syndrome. However, mnestic and motoric disturbances are always present in organic psycho-syndromes of cerebrally damaged children, the latter being insufficiently stressed or even disregarded by many authors. The organic psycho-syndrome manifests itself in perception and associative cognitive mechanisme, in a significant raising of the perseveration and stereotype indicator of cerebrally damaged children as compared to cerebrally undamaged children. In the field of affectivity (colour values in the RORSCHACH test) we could not find any unequivocal differences between the group of cerebrally damaged children and the group of cerebrally undamaged neurotic children. Correlation statistical and factor analytical investigations of both groups showed a striking congruity of intellectual capacity in the sense of cognitive inflexibility in the case of the cerebrally damaged children as opposed to the greater flexibility of the cerebrally undamaged neurotic children. Factor analysis showed a difference between the two groups in the third and fourth factors, this difference lying in the organic-cognitive dimension with cerebrally damaged children and in the motoric-linguistic-cognitive dimension with neurotic children. The total results are demonstrated in figure 8. The outer circle corresponds to the status of the capacity functions and of the personality status of the cerebrally undamaged neurotic children and the restricted circle segments (graphic presentation of the percentual median value difference to the achievement of cerebrally undamaged children) correspond to the disturbances of functions caused by the organic psychosyndrome in the cognitive dimension (HAWIK), the associative-perceptual dimension (RORSCHACH-test), and in the dimensions of memory and motorics. The strongest correlation of an organically caused disturbance of capacity functions can be seen in memory functions and the associative organization of perception, followed by motoric and intelligence functions.

Einleitung

Einer der Begründer der modernen Psychologie, HERMANN LOTZE (1923), in einer Person Arzt, Psychologe und Philosoph, der Verfasser des ersten Buches über medizinische Psychologie (1852), hat bei der Erörterung des Zusammenhanges des psychophysischen Geschehens folgenden Satz vorangestellt: „In dem Interesse der Wissenschaft liegt es ohne Zweifel, eine Mannigfaltigkeit verschiedener Erscheinungen unter ein einziges Prinzip zusammenzufassen, aber das größere und wesentlichere Interesse alles Wissens ist doch stets nur dies, das Geschehende auf diejenigen Bedingungen zurückzuführen, von denen sie in Wahrheit abhängt, und die Sehnsucht nach Einheit muß sich einer Mehrheit verschiedener Gründe unterordnen, wo die Tatsachen der Erfahrung uns kein Recht geben, Verschiedenes aus gleichem Quell abzuleiten." In diesem Satz liegt die Begründung der Schwierigkeiten, die man bei der Untersuchung des komplexen klinischen Terminus organisches Psychosyndrom vorfindet und KRETSCHMER (1961) hatte recht, wenn er gefordert hat, die Ganzheit des psychophysischen Organismus nicht als vage Idee, sondern als präzises empirisches Forschungsprogramm zu erforschen. Von dieser Ganzheit her betrachtet wäre es falsch, anzunehmen, daß psychische Veränderungen, wie wir sie bei Erwachsenen finden, nicht bei Kindern zu finden sind und umgekehrt. Deshalb ist es verständlich, daß der Terminus des organischen Psychosyndroms, von EUGEN und MANFRED BLEULER (1952, 1955) an Erwachsenen ermittelt, in etwas abgewandelter Art den Faktor der Entwicklung einbeziehend, in die Kinderpsychiatrie und Pädiatrie Eintritt gefunden hat, als diese sich in steigendem Maße mit den cerebralen Veränderungen des Kindes angefangen hat zu befassen. Ganz im Sinne des organischen Psychosyndroms von BLEULER erscheinen die ersten deskriptiv-empirischen Versuche, die Organizität des hirngeschädigten Kindes zu fassen, wie sie etwa GÖLLNITZ (1953, 1954) unternommen hat. Sein hirnorganisch-psychisches Achsensyndrom stellt allerdings persönlichkeitsmäßige Faktoren in den Vordergrund, wie etwa erhöhte Reizbarkeit, Labilität der Stimmung und der Affekte, der Triebstruktur und des Willens, Ermüden der Aufmerksamkeitsleistung, der Zuwendung und der intellektuellen Leistung. Gegen die Breite dieses Syndroms wäre nichts einzuwenden, doch fehlt in diesem Syndrom eine stärkere Betonung der Störung der Funktionsbereiche des Intellekts, der Mneme und der Motorik. Der gleiche Einwand trifft auch die wertvollen gestalt-psychologisch gerichteten Untersuchungen und Theorien zum Problem des organischen Psychosyndroms bei hirngeschädigten Kindern von WEWETZER (1959) und WUNDERLICH (1963). Das organische Psychosyndrom nach WEWETZER besteht in einer Grundstörung der Gestaltungsprozesse und in den von ihm erwähnten drei Grundfunktionen:

1. Grundfunktion: die Plastizität und Flexibilität, die bei dem Gestaltungsprozeß eines noch Unprägnanten wirkt. Die

2. Grundfunktion wird als Ausmaß der Fähigkeit, komplizierte Gegebenheiten und Gestalten zu erfassen, definiert, und die

3. Grundfunktion wird in Raschheit und Geschwindigkeit der Wahrnehmung in einem Strukturwandel gesehen, der diese Grundfunktion eigenartig verändert. Auffällig ist, daß die Untersuchung von WEWETZER im Bereiche der Intelligenz und des Charakters geringere Veränderungszeichen gefunden hat, als in schon erwähnten Gestaltgrundstörungsfaktoren. Nach ihm bestimmen die veränderten Prozeßfaktoren die ganze Struktur des hirngeschädigten Kindes. Das organische Psychosyndrom in der Deutung von WUNDERLICH besteht im Phänomen des organisch bedingten Strukturwandels, wobei dieser die Grundbegriffe (CONRAD 1947, 1952) des sogen. protopathischen Gestaltwandels mit dem Begriffsmodell der Desintegration und Entdifferenzierung, die wieder mit den psychobiologischen Grundtendenzen von SCHMITZ (1961) in Verbindung gebracht werden, in Konnex bringt. Diese psychologischen Tendenzen zeigen sich in der Polarisation, Perseveration, Stereotypie und Automatie. Die Theorie des organischen Psychosyndroms nach LEMPP (1967) stützt sich im wesentlichen auf den exogenen Reaktionstypus von BONHOEFFER (1917) und auf das organische Psychosyndrom von BLEULER. LEMPP versteht unter seinem organischen Psychosyndrom die durch frühkindliche Hirnschädigung hervorgerufenen psychopathologischen Besonderheiten, ohne stärkere intellektuelle Defektzustände.

Die Erfahrung in der Anwendung der klinisch-psychologischen Testmethoden zur Erfassung des organischen Psychosyndroms bei hirngeschädigten Kindern hat uns wieder zum organischen Psychosyndrom im Sinne von BLEULER zurückgebracht. Die klinisch-psychologische Praxis verlangt in testpsychologischer Hinsicht die Untersuchung von Funktionsbereichen der Psyche, wie sie im organischen Psychosyndrom nach BLEULER gesehen werden. Dieses Syndrom beinhaltet in engerem Sinne die Folgen einer diffusen chronischen Hirnschädigung, deren Störung wir in folgenden Punkten zusammenfassen könnten:

a) die Störungen des Frischgedächtnisses und der Merkfähigkeit im allgemeinen,
b) die Störung der intellektuellen Funktion im allgemeinen und im besonderen die Störung der Auffassung, wenn etwa verschiedene Begebenheiten in ihrem inneren Zusammenhang verstanden werden sollen und weiterhin die Störung des Denkens im Sinne einer Einengung und Verarmung der Assoziationen und einer Abnahme der Begriffs- und Vorstellungsstärke,
c) die Störung der Aufmerksamkeit,

d) die Störung der Affektivität und eine mögliche Abstumpfung der Emotionalität, die dann zu einer extremen Hirnleistungsschwäche bzw. organischen Demenz führen kann.

Das organische Psychosyndrom bei hirngeschädigten Kindern beinhaltet im allgemeinen die erwähnten wesentlichen Faktoren des organischen Psychosyndroms von Bleuler, nur mit entsprechender entwicklungspsychologischer Korrektur. Die durch die Psychoorganizität bedingten Störungen umfassen die intellektuellen. mnestischen und motorischen Funktionen, neben den globalen Veränderungen in der Persönlichkeitsstruktur durch Einengung des Gesamtverhaltens mittels stereotyper oder perseveratorischer Reaktionen auf Reize der Umgebung, wobei zusätzlich noch eine Veränderung der Affektivität in der Schwankungsbreite vom torpid Gehemmten bis zum affektstörbar Exzitierten des Erethismus reicht. Das Erfassen dieser Veränderungen ist nur möglich durch einen Vergleich mit altersgleichen Gruppen cerebralgesunder Kinder. Hier setzt unsere Untersuchung ein mit dem Bestreben, einige vorliegende Hypothesen der Spezifität des kindlichen organischen Psychosyndroms zu klären bzw. die psychischen Faktoren aufzuzeigen, die generell beim organischen Psychosyndrom vorkommen und damit den Unterschied der cerebralgeschädigten und der cerebralgesunden Kinder hervorheben.

Wichtig erscheint uns die Klärung der von Wewetzer, Göllnitz, Wunderlich und Lempp vertretenen Ansicht, daß die Herabsetzung der intellektuellen Funktionen nicht spezifisch für das kindliche organische Psychosyndrom ist, wobei hier insbesondere die Frage nach der Organizität der Differenz der IQ (Verbal-Handlungs-IQ) des verbreiteten klinisch-psychologischen Wechsler-Test zusätzlich gestellt werden kann. Weiterhin erscheint uns wichtig, die Erforschung der im organischen Psychosyndrom vorkommenden Störungen der mnestischen und motorischen Funktionen beim hirngeschädigten Kind und letzten Endes die Frage der Einengung der assoziativen Mechanismen im Denken und Wahrnehmen des cerebralgeschädigten Kindes. Diese letzte Frage wollen wir mit den organischen Zeichen des Rorschach-Versuchs untersuchen.

Methodik der Untersuchung

Unser Krankengut zum Problem des organischen Psychosyndrom besteht aus 311 primär cerebralgeschädigten und 108 primär neurotisch gestörten Kindern. Eine exakte Trennung der cerebralgeschädigten Kinder von den Kindern mit neurotischen Verhaltensstörungen ist bekanntlich eine nicht immer leichte klinische Arbeit, wobei die Kriterien der cerebralgestörten Kinder noch erarbeitet werden müssen. Unsere globale Trennung: mehr cerebralorganisch und mehr neurotisch gestört, dient dem heuristischen Prinzip der Findung der spezifischen Faktoren des organischen Psychosyndroms bei Kindern und zwingt uns in der Folgezeit unserer Arbeit das Untersuchungsmaterial unter genauen Gesichtspunkten noch einmal zu sichten. Eine Homogenität der beiden Gruppen in bezug auf die Intelligenz kann zuerst nicht angestrebt werden, da wir die Gruppe der cerebralgeschädigten Kinder eines der markanten Zeichen der frühkindlichen Hirnschädigung, nämlich des intellektuellen Defekts berauben würden. Beim weiteren Anwachsen unseres Untersuchungsmaterials wird auch eine solche Untersuchung nicht ausgeschlossen sein. Der intellektuelle Defekt tritt bei hirngeschädigten Kindern nicht immer auf, wo er aber objektiviert werden kann, steht er beinahe immer in korrelativem Zusammenhang mit der Hirnschädigung.

Die vorliegenden ersten Ergebnisse unserer Arbeit stützen sich auf klinisch-psychologische Routine-Untersuchungen einer Ambulanz für entwicklungsgestörte Kinder des Neurologischen Krankenhauses Rosenhügel, Abteilung Prim. Univ.-Doz. Dr. A. RETT.

Tab. 1 zeigt die Verteilung der cerebralgeschädigten Kinder auf die einzelnen diagnostischen Gruppen. Die angewandte Testbatterie bestand aus folgenden Tests: Die intellektuellen Funktionen wurden mit dem HAWIK bzw. bei den Jugendlichen über 16 Jahren mit dem HAWIE untersucht, die motorischen Leistungen mit dem Scheibentest nach WALTHER, die Gedächtnisleistungen mit dem Zahlennachsprechen aus dem HAWIK und die Persönlichkeit selbst wurde mit dem Rorschach-Versuch geprüft.

Ergebnisse der Untersuchung

Um die Störung der einzelnen psychischen Funktionsbereiche im Rahmen des organischen kindlichen Psychosyndroms besser zu verstehen, haben wir zunächst die globalen Faktoren des organischen Psychosyndroms im Rorschach-Versuch in den Vordergrund gestellt, nämlich den Perseverations- und Stereotypie-Indikator. Diese beiden Faktoren unterliegen wohl auch entwicklungspsychologischen Schwankungen, es ist uns aber möglich, im Vergleich der cerebralgeschädigten mit den cerebralgesunden Kindern diese Tatsache zu neutralisieren (Abb. 1). In der Abb. 1 sehen wir die Mittelwertsunterschiede des Perseverations-Indikators

Tabelle 1. *Tabelle der hirngeschädigten Kinder und Jugendlichen verteilt auf die diagnostischen Gruppen*

	Diagnostische Gruppen	
1	Postencephalitische u. -meningitische Zustände	57
2	Epilepsien	54
3	Perinatale Hirnschädigungen	29
4	Posttraumatische Hirnschädigungen	12
5	Spastiker	15
6	Mongolismus	13
7	Mikrocephalie	10
8	Hydrocephalie	6
9	Kernikterus	5
10	Hypothyreotische Oligophrenien	9
11	Oligophrenien unklarer Genese	56
12	Hirnoperationen	3
13	Morbus Pringle	1
14	Ullrich-Turner-Syndrom	1
15	Rhesus-Faktor	1
16	Sturge-Weber-Syndrom	1
17	Mißbildungen	4
18	Heredo-degenerative Erkrankungen	4
19	Multiple Sklerose	1
20	Choreatische Störungen	6
21	Spielmeyer-Vogt	1
22	Endokrinopathien	2
23	Cornelia de Lange-Syndrom	1
		291

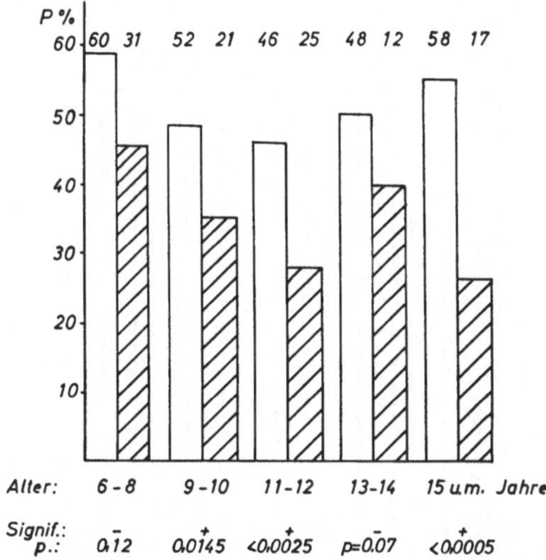

Abb. 1. Mittelwertsunterschiede im Perseverationsindikator (P%) beim Rorschach-Versuch zwischen hirngeschädigten [ ] und neurotischen [//////] Kindern N = (im folgenden gleichbleibend)

bei den hirngeschädigten und den neurotischen Kindern. Die cerebralgeschädigten Kinder haben einen zum großen Teil signifikant höheren Perseverations-Indikator als die neurotischen Kinder. Diese Tatsache spricht für die durch das organische Psychosyndrom entstandene Einengung der assoziativen Mechanismen bei der Ekphorie der Antworten im Rorschach-Versuch.

Abb. 2 bietet das gleiche Bild bei unserem 2. Faktor des organischen Psychosyndroms im Rorschach-Versuch, nämlich den Tierprozentsatz, wobei auffällt, daß bei den Kindern bis zum 8. Lebensjahr dieser Faktor keine Differenzen zeigt, da der erhöhte Tierprozentsatz spezifisch auch für neurotische Kinder ist. Erst ab der Altersstufe 9 zeigen die cerebralgeschädigten Kinder einen wesentlich höheren Tierprozentsatz als die neurotischen Kinder. Da die beiden Faktoren aus einem Persönlichkeitstest herstammen, sind wir imstande, die weitere Hypothese zu klären, wieweit die Herabsetzung der intellektuellen Funktionen als ein Teil des organischen Psychosyndroms anzusehen ist.

In der Tab. 2 sind Korrelationen zusammengestellt zwischen dem Intelligenzquotienten und dem Perseverations-Indikator bei zwei parallelisierten Gruppen der cerebralgeschädigten Kinder. Wie die Tab. 2 zeigt, bestehen bis zur Altersstufe 14 (6—14) keine nennenswerten korrelativen Beziehungen zwischen dem Perseverations-Indikator und dem Intelligenzquotienten. Erst bei den Jugendlichen vom 15. Lebensjahr beginnend sind mäßig erhöhte Korrelationskoeffizienten feststellbar (die negativen Korrelationskoeffizienten aus der Tab. 2 weisen darauf hin, daß der erhöhte Perseverations-Prozentsatz mit einem niedrigen Intelligenzquotienten im Konnex steht). Die gleiche Tatsache ist zu sehen bei der korrelativen Beziehung zwischen IQ und Stereotypie-Indikator. Um dieses Ver-

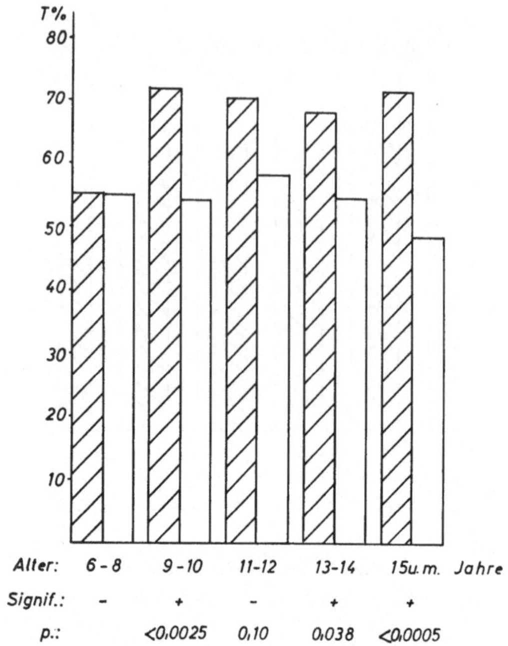

Abb. 2. Mittelwertsunterschiede des Stereotypieindikators (T%) im Rorschach-Versuch zwischen hirngeschädigten ////// und neurotischen ☐ Kindern

hältnis etwas näher zu untersuchen, betrachten wir die Tab. 3, in der im organischen Faktor multipler Faktorenanalysen zweier parallelisierter Gruppen cerebralgeschädigter Kinder die Ladungen des Perseverations- und des Stereotypie-Indikators und des Intelligenzquotienten betrachtet werden können. Während die Ladungen des Perseverations- und Stereotypie-Indikators von 0,538 bis 0,747 schwanken, liegen die Ladungen des IQ im Durchschnitt zwischen 0,187 und 0,265. Wir betrachten dieses Ergebnis als einen Beweis dafür, daß die erwähnten Autoren Göllnitz, Lempp, Wunderlich und Wewetzer bis zu einem gewissen Grade recht haben, dem Intelligenzdefekt nur eine beschränkte Bedeutung im Rahmen des organischen Psychosyndroms beizumessen. Die in der

Tabelle 2. *Korrelationen zwischen Intelligenzquotient (IQ) und Perseverations-(P%) bzw. Stereotypieindikator (T%)*

Korrelation IQ—P%

Alter	6—8	9—10	11—12	13—14	15—17	18 u. m.
I	—0,061	—0,180	0,032	—0,140	—0,335	—0,466
II	0,256	—0,115	—0,389	0,022	—0,446	—0,291

Korrelation IQ—T%

Alter	6—8	9—10	11—12	13—14	15—17	18 u. m.
I	—0,081	0,180	—0,165	—0,021	0,056	—0,249
II	—0,007	0,052	—0,064	—0,657	—0,424	—0,291

I u. II: parallelisierte Gruppen von hirngeschädigten Kindern.

Tabelle 3. *Beziehungen zwischen Perseverationsindikator (P%), Stereotypieindikator (T%) und Intelligenzquotient (IQ) innerhalb des organischen Faktors multipler Faktorenanalysen (Vergleich der Ladungen)*

Alter	6–8	9–10	11–12	13–14	15–17	18 u. m.	Mittelwert
				P%			
I	0,576	0,557	0,152	0,354	0,767	0,823	0,538
II	0,232	0,758	0,511	0,906	0,432	0,639	0,579
				T%			
I	0,566	0,600	0,631	0,635	0,293	70,02	0,571
II	0,907	0,550	0,734	0,514	0,947	0,831	0,747
				IQ			
I	0,227	0,066	0,079	0,323	0,426	0,471	0,265
II	0,086	0,227	0,102	0,055	0,214	0,413	0,183

I u. II: parallelisierte Gruppen von hirngeschädigten Kindern N = 137 bzw. 183.

Literatur oft vorkommende Tatsache, daß die Differenz zwischen dem Verbal- und dem Handlungs-IQ in Zusammenhang mit dem organischen Psychosyndrom bei cerebralgeschädigten Kindern stehen könne, war Gegenstand unserer weiteren Untersuchung.

Schon WECHSLER (1961) selbst hat in seinem Buch „Die Messung der Intelligenz Erwachsener“, das als Textband zu seinem Test veröffentlicht wurde, als das nützlichste Merkmal seiner Wechsler-Bellevue-Skala die Unterteilung in einen Verbal- und einen Handlungsteil angesehen. Er meint, daß diese Unterteilung ihren Wert a priori dadurch gewinnt, daß es eine Vergleichsmöglichkeit der Fertigkeit im Umgang mit Worten und Symbolen mit der Fähigkeit Gegenstände zu handhaben und visuelle Gestalten zu erfassen gibt. Er betont, daß für den Kliniker diese Unterteilung spezielles Interesse erweckt, da diese häufig mit pathologischen Erscheinungen in Verbindung steht. Schon in dieser Arbeit betont er, daß bei den meisten geistigen Störungen die Funktionseinbuße im Handlungsbereich größer als im Verbal-Bereich ist. Das gilt bei ihm für Psychosen jeder Art, für organische Gehirnerkrankungen und in geringerem Maße auch für die meisten Neurosen. Dem stehen nur 2 andere Gruppen gegenüber: der jugendliche Psychopath und der hochgradig Schwachsinnige. Die Übersetzer des Buches „Die Messung der Intelligenz Erwachsener“, KLAUS RIEGEL und KARL Graf HOYOS, betonten in einer Fußnote, daß diese Tatsache in der deutschen Standardisierung für Schwachsinnige nicht bestätigt wurde. Die Schwachsinnigen weisen höhere Punktzahlen im Verbal-Teil auf. Die Beschäftigung mit der Differenz zwischen dem Verbalteil und dem Handlungsteil des Hamburg-Wechsler-Intelligenztests für Erwachsene wie auch für Kinder hat zum Teil widersprechende Ergebnisse mit sich gebracht (DAHL, 1968). Die plausible erste Erklärung WECHSLERS, daß der Hirngeschädigte im Handlungsteil schlechtere Ergebnisse bietet als im Verbal-

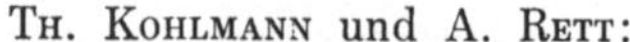

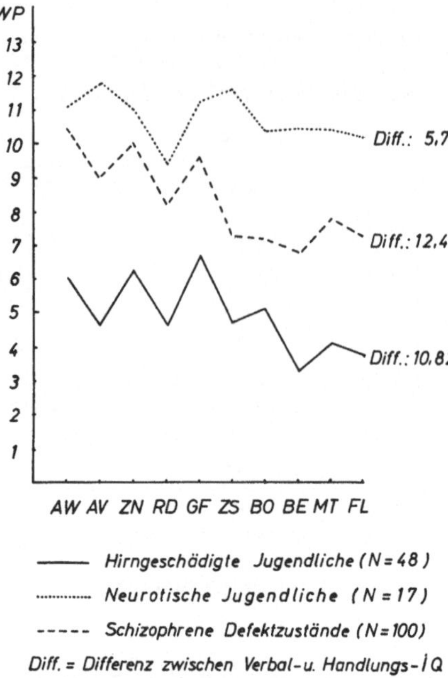

Abb. 3. Mittelwertskurven der Untertests im Hawie bei verschiedenen diagnostischen Gruppen

teil, erscheint in unseren Ergebnissen an hirngeschädigten Kindern recht eindeutig bestätigt. Das gleiche Ergebnis bieten allerdings auch neurotische Kinder, jedoch nicht in so hohem Grade wie die Hirngeschädigten. Betrachten wir etwas genauer die Hauptergebnisse unserer Untersuchung mit dem Hamburg-Wechsler-Test an unseren diagnostischen Gruppen.

Abb. 3 zeigt die Kurven der Mittelwerte der Untertests im Hawie bei verschiedenen diagnostischen Gruppen, wobei neben hirngeschädigten Jugendlichen, neurotische Jugendliche und schizophrene Defektzustände verglichen wurden. Während die Gruppe der schizophrenen Defektzustände parallel zu den hirngeschädigten Jugendlichen auf verschiedene Niveaus zum Handlungsteil herabsinken, zeigt die Gruppe der neurotischen Jugendlichen einen wesentlich flacheren Verlauf, wobei die Differenzen zwischen dem Verbal- und dem Handlungs-IQ beträchtlich sind (hirngeschädigte Jugendliche 10,82, neurotische Jugendliche 5,76). Diese Tatsache spricht als Ansatz schon dafür, daß man diese Differenz in verschiedenen Altersstufen bei cerebralgeschädigten und cerebralgesunden Kindern untersuchen müßte.

Abb. 4 zeigt uns in graphischer Form die Differenzen zwischen dem Verbal- und dem Handlungs-IQ bei cerebralgeschädigten und cerebralgesunden Kindern. Außer in den Altersstufen 13 und 14 sind beträchtliche signifikante Differenzen zwischen der Gruppe der cerebralgeschädigten und neurotischen Kinder sichtbar. Die allgemeinen Hypothesen, daß der Handlungsteil verglichen mit dem Verbalteil Hinweise auf eine cerebrale Schädigung, wenn die Differenz groß ist, gibt, kann als bestätigt betrachtet werden, allerdings mit einer gewissen Einschränkung;

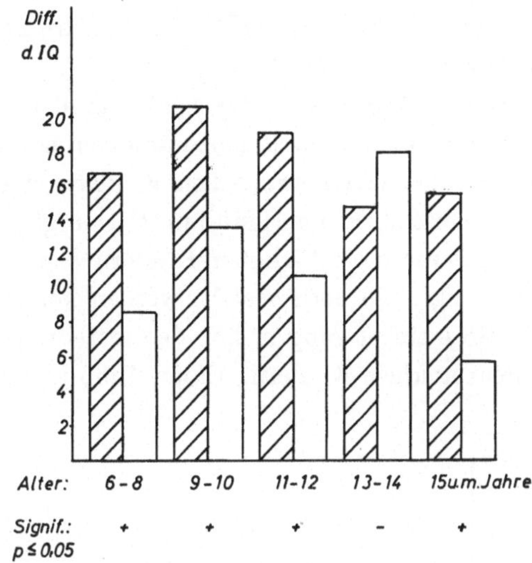

Abb. 4. Vergleich der Mittelwertsunterschiede der Differenz zwischen Verbal- und Handlungs-IQ im HAWIK bzw. HAWIE bei hirngeschädigten ////////// und neurotischen ▭ Kindern

im Einzelfall kann nur eine sehr hohe Differenz einen solchen Hinweis anzeigen, gelegentlich gibt es aber neurotisch gestörte Kinder, die eine größere Differenz haben können und, wie wir gesehen haben, wirkt sich bei Schizophrenien jede

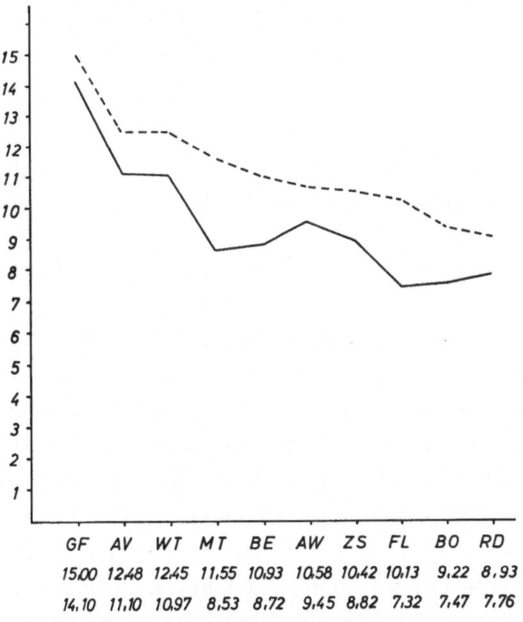

Abb. 5. Vergleich der Untertestleistungen im HAWIK bei cerebralgeschädigten Kindern ——— abgehoben von der Individualkurve der Mittelwerte bei neurotischen ----- Kindern

psychische Störung in dem Sinne aus, daß die Differenz zwischen dem Verbal- und dem Handlungs-IQ verstärkt wird.

Wir haben in unseren Ergebnissen gesehen, daß der Verbal-Teil und der Handlungs-Teil beim Vergleich der Intelligenzquotienten sowohl bei den cerebralgeschädigten Kindern wie bei den neurotischen Kindern eine Differenz zeigt im Sinne des Abfalles der Leistungen im Handlungsteil verglichen mit dem Verbalteil; allerdings bei den cerebralgeschädigten Kindern signifikant größer als bei den neurotischen. Die Frage, die noch gestellt werden könnte, ist, welche Untertests zeigen größere Beeinträchtigungen bei den cerebralgeschädigten Kindern verglichen mit den neurotischen Kindern. Einen Einblick in diese Verhältnisse

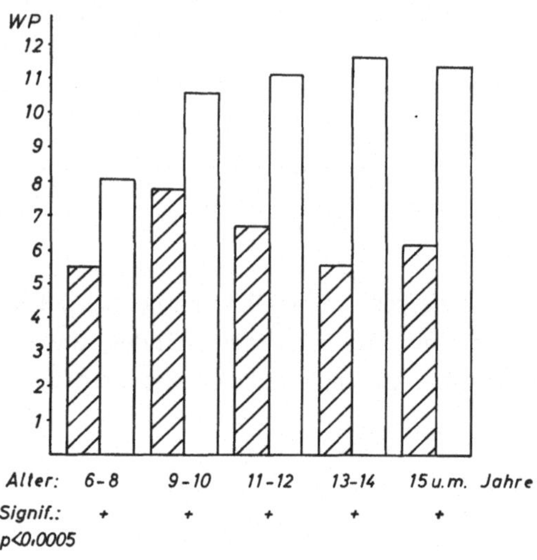

Abb. 6. Unterschiede in den Gedächtnisleistungen (Zahlennachsprechen im HAWIK und HAWIE) zwischen hirngeschädigten ////////// und neurotischen Kindern ☐

bietet die Abb. 5. Hier sehen wir einen Vergleich der Untertestleistungen im HAWIK bei der Abhebung der Leistungen cerebralgeschädigter Kinder von der Individualkurve der Mittelwerte der neurotischen Kinder. Beide Kurven fallen parallel ab; die größten Differenzen zwischen den beiden Kurven bieten die Untertestes Mosaik-Test und Figurenlegen. In diesem Ergebnis sehen wir eine Bestätigung der von K. WEWETZER und WUNDERLICH vertretenen Anschauung, daß die Psychoorganizität der hirngeschädigten Kinder sich primär in der gestörten Organisation der Wahrnehmung im Sinne einer visuell-motorischen Koordinationsschwäche zeigt.

Neben der Frage, wieweit Intelligenzdefekt und organisches Psychosyndrom in Zusammenhang stehen, ist noch die Frage der Herabsetzung der mnestischen Leistungen bzw. die Tatsache des Bestehens einer Merkfähigkeitsstörung bei Kindern mit einem organischen Psychosyndrom zu erörtern.

Abb. 6 zeigt uns die Leistungsdifferenzen in den Gedächtnisleistungen, im

Zahlennachsprechen im HAWIK und HAWIE zwischen hirngeschädigten und neurotischen Kindern. Diese Differenzen sind groß und auch signifikant und gestatten die Feststellung, daß die Hypothese des Bestehens einer Gedächtnisstörung als Faktor des organischen Psychosyndroms als bewiesen anzusehen ist. Im BLEULERschen organischen Psychosyndrom werden die motorischen Störungen nicht betont, sie spielen aber beim organischen Psychosyndrom cerebralgeschädigter Kinder eine wesentliche Rolle.

Abb. 7 zeigt die Mittelwertsunterschiede der motorischen Leistung im Walther-Test zwischen hirngeschädigten und neurotischen Kindern, wobei insbesondere die nur geringe Zunahme an motorischer Leistung im Sinne der Schnelligkeit der Abläufe der Bewegungen bei den hirngeschädigten Kindern zu sehen ist; demgegenüber sind die cerebralgesunden Kinder in ständig steigender Zunahme an motorischer Schnelligkeitsleistung von Altersstufe zu Altersstufe begriffen. Von den schon erwähnten Forschern des organischen Psychosyndroms bei Kindern

Tabelle 4. *Interkorrelationsmatrix der* HAWIK-*Untertests bei cerebralgeschädigten* (*N = 120*) *und neurotischen* (*N = 53*) *Kindern im Vergleich mit normalen 10—11 Jährigen* (HAWIK)

1 Allgem. Wissen	1 AW	2 AV	3 RD	4 GF	5 WT	6 ZS	7 BE	8 BO	9 MT
2	0,891								
Allgem.	0,623								
Verständ.	0,64								
3	0,854	0,847							
Rechner.	0,687	0,690							
Denken	0,51	0,41							
4	0,778	0,791	0,724						
Gemeins.	0,422	0,389	0,316						
finden	0,64	0,52	0,40						
5	0,889	0,902	0,853	0,837					
Wort-	0,607	0,704	0,681	0,644					
schatzt.	0,74	0,65	0,45	0,58					
6	0,694	0,727	0,712	0,583	0,703				
Zahlen-	0,329	0,492	0,351	0,139	0,345				
symbolt.	0,37	0,30	0,28	0,36	0,35				
7	0,747	0,782	0,727	0,627	0,809	0,722			
Bilder-	0,327	0,492	0,317	0,120	0,381	0,480			
ergänzen	0,44	0,39	0,38	0,32	0,46	0,31			
8	0,701	0,776	0,731	0,711	0,760	0,683	0,703		
Bilder-	0,276	0,454	0,329	0,389	0,529	0,397	0,582		
ordnen	0,52	0,41	0,40	0,35	0,47	0,32	0,48		
9	0,656	0,684	0,689	0,594	0,629	0,616	0,694	0,661	
Mosaik-	0,333	0,424	0,305	0,174	0,194	0,290	0,461	0,403	
test	0,53	0,39	0,49	0,44	0,50	0,33	0,43	0,40	
10	0,655	0,690	0,669	0,574	0,703	0,689	0,812	0,726	0,701
Figuren-	0,267	0,467	0,297	0,188	0,365	0,359	0,685	0,593	0,519
legen	0,45	0,29	0,40	0,39	0,44	0,36	0,44	0,52	0,51

hat nur Göllnitz in seinen späteren Arbeiten diesem motorischen Faktor innerhalb des organischen Psychosyndroms seine Aufmerksamkeit zugewandt.

Korrelationsstatistische und faktorenanalytische Untersuchungen zum Problem des organischen Psychosyndroms bei hirngeschädigten Kindern: Unsere beiden Vergleichsgruppen der hirngeschädigten Kinder und Jugendlichen und der Gruppe der Kinder mit neurotischen Verhaltensstörungen wurden einer korrelationsstatistischen und faktorenanalytischen Untersuchung unterzogen, die von Dr. Grabner im Rechenzentrum der Univ.-Kliniken freundlicherweise durchgeführt wurde. Zu dieser elektronisch durchgeführten Untersuchung wurden 31 Variable der psychologischen Untersuchung herangezogen. Neben dem Hamburg-Wechsler Intelligenztest für Kinder mit sämtlichen Untertests, der Differenz zwischen dem Verbal- und Handlungsteil, dem Verbal-, Handlungs- und dem Gesamt-IQ wurde als Variable, die den Gedächtnisbereich untersuchen sollte, das Zahlennachsprechen hinzugefügt. Die motorische Variable war das Gesamtergebnis im Walther-Test; die Legasthenie- und Händigkeitsproben wurden gleichfalls als Variable gebraucht. Einige wichtige Faktoren des Rorschach-Versuchs fungierten auch als Variable in dieser Faktorenanalyse (Summe der Antworten, G-, D-, Dd-, B-, Fb-Antworten, F+%, Perseverationsindikator (P%), Stereotypieindikator (T%), Versagen, Zwischenfigurantworten, Hell-Dunkel-Antworten und inhaltliche Aggressionszeichen).

Die Ergebnisse dieser Untersuchung lassen sich kurz in einigen Abbildungen und Tabellen zusammenfassen. Als interessant ist die Interkorrelationsmatrix der Subtests im Hawik anzusehen (Tab. 4). Diese Tab. zeigt die 10 Untertests des Hawik bei der Gruppe der cerebralgeschädigten Kinder (jeweils die obere Zahl), bei der Gruppe der neurotischen Kinder (jeweils die mittlere Zahl) und bei der Gruppe der normalen Kinder aus der veröffentlichten standardisierten Gruppe der 10jährigen Kinder, die unserer Gesamtgruppe annähernd entspricht. Es fällt auf, daß die cerebralgeschädigten Kinder wesentlich höhere Intertestkorrelationen als die neurotischen Kinder und die gesunden Kinder haben. Der Mittelwert der Subtestkorrelationen bei den cerebralgeschädigten Kindern beträgt 0,726, der Mittelwert der neurotischen Kinder 0,418 und der Mittelwert der gesunden Kinder 0,439. Die Differenz zwischen dem Mittelwert der Korrelationen der cerebralgeschädigten und der neurotischen und gesunden Kinder ist sehr groß und hochgradig signifikant. Demgegenüber ist der Unterschied zwischen der Gruppe der neurotischen Kinder (cerebralgesunden) und der normalen Kinder nicht vorhanden (die Differenz von 2-Hundertstel ist belanglos). Die Frage, was diese Tatsache verursacht, läßt sich nur hypothetisch folgendermaßen erklären:

Die hirngeschädigten Kinder zeigen in den Untertests des Hawik eine auffällige Gleichförmigkeit der Leistungen mit dem Kennzeichen der Starre der Leistungen, die eine hohe Untertestkorrelation hervorrufen muß. Die größere Variabilität und Flexibilität in bezug auf die Untertestleistungen bei den cerebralgesunden und neurotischen Kindern und bei den normalen Kindern bedingt wesentlich niedrigere Korrelationen zwischen den Untertests. Wieweit dieses Ergebnis für die Charakteristik der cerebralgeschädigten Kinder typisch ist, werden wir an einer Parallelgruppe in der Zukunft noch einmal nachprüfen.

Die Korrelationsmatrix der Rorschach-Faktoren, die noch einer genauen Analyse bedarf, da die Korrelationen relativ niedrig sind, führen wir noch

Tabelle 5. *Faktorenanalyse der Leistungs- und Persönlichkeitsvariablen des organischen Psychosyndroms bei*

	cerebralgeschädigten		*und*	*neurotischen Kindern*	
1	Ges.-I. Q.	0,982		Verbal-I. Q.	0,970
2	Verbal-I. Q.	0,973		WT	0,897
3	AV	0,938	I. Faktor	RD	0,882
4	WT	0,937		AW	0,854
5	AW	0,923		AV	0,854
6	Handlgs-I. Q.	0,917		Ges.-I. Q.	0,821
7	RD	0,912		GF	0,570
8	BE	0,857		ZN	0,552
9	GF	0,848		MT	0,505
10	BO	0,835		ZS	0,364
11	FL	0,793		FL	0,311
12	ZS	0,792		BO	0,301
13	MT	0,772		Diff. d. I. Q.	0,298
14	ZN	0,737		BE	0,256
15	Zw	0,271		MT	0,193
16	B	0,226	Rangkorrelation	Zw	0,164
17	G	0,181	der Ladungen:	B	0,048
18	F + %	0,132	0,856	Summe d. Ant.	0,017
19	Summe d. Ant.	0,102		G	0,011
20	Hd	0,093		Legasthenie	0,011
	kognitiv-assoziativer Faktor			*kognitiv-assoziativer Faktor*	

Tabelle 6. *Faktorenanalyse der Leistungs- und Persönlichkeitsvariablen des organischen Psychosyndroms bei*

	cerebralgeschädigten		*und*	*neurotischen Kindern*	
1	Summe d. Ant.	0,884		D	0,840
2	D	0,863	II. Faktor	Summe d. Ant.	0,783
3	Dd	0,707		Dd	0,750
4	Zw	0,375		Zw	0,488
5	Fb	0,196		G	0,471
6	Aggress.	0,191		Fb	0,258
7	B	0,184		Aggress.	0,256
8	AV	0,121		BO	0,256
9	Diff. d. I. Q.	0,110		B	0,160
10	G	0,105		Verbal-I. Q.	0,093
11	Hd	0,087		MT	0,072
12	WT	0,084	Rangkorrelation	RD	0,051
13	Verbal-I. Q.	0,071	der Ladungen:	AW	0,049
14	ZS	0,063	0,824	AV	0,049
15	AW	0,046		Händigkeit	0,006
	assoziativ-kognitiver Faktor			*assoziativ-kognitiver Faktor*	

nicht an, sondern besprechen zunächst die Faktorenanalyse der Gesamtuntersuchung:

Die folgenden Tab. 5—8 zeigen die Hauptergebnisse der Faktorenanalyse, wobei parallel bei den einzelnen Faktoren die rangmäßig geordneten Ladungen bei den cerebralgeschädigten Kindern links zu sehen sind und rechts die der neurotischen Kinder. Die Tab. 5 des ersten Faktors zeigt, daß die rangmäßig geordneten Ladungen der Variablen bei den cerebralgeschädigten Kindern und den Neurotikern sehr ähnlich sind; die Rangkorrelation der Ladungen beträgt 0,856. Die beiden Gruppen der Kinder lassen sich im ersten Faktor nicht unterscheiden. Diesen Faktor bezeichnen wir als den kognitiv-assoziativen, da die höchsten Ladungen bei den Variablen des HAWIK in seinen Intelligenzquotienten und Untertests liegen. Am Ende der Rangreihe der Ladungen dieses Faktors tauchen einzelne Faktoren des Rorschach-Versuches auf, die mit der Intelligenz im Konnex stehen, wie Zwischenfigurantworten, Bewegungsantworten, Ganzantworten und F+%. Auch der zweite durch die Faktorenanalyse ermittelte Faktor ermöglicht keine sichere Differenzierung zwischen der Gruppe der cerebralgeschädigten Kinder und der neurotischen (Tab. 6). Die Rangkorrelation der Ladungen ist noch immer sehr hoch (0,824). In diesem Faktor treten allerdings die Rorschach-Variablen in den Vordergrund wie: Summe der Antworten, Faktoren des Erfassungsmodus, wie D, Dd, Zw. Am unteren Ende der Rangreihe der Ladungen erscheinen die Intelligenzfaktoren. Wir bezeichnen diesen Faktor im Vergleich mit dem vorherigen als assoziativ-kognitiven Faktor. Die Differenzierung zwischen der Gruppe der cerebralgeschädigten und neurotischen Kinder beginnt erst im 3. Faktor.

Im 3. Faktor (Tab. 7) wird die Rangkorrelation zwischen den Ladungen der Variablen der cerebralgeschädigten und neurotischen Kinder geringer; die Rangkorrelation beträgt 0,689. Auffällig ist, daß bei den cerebralgeschädigten Kindern und auch bei den neurotischen Kindern Figurenlegen und Mosaik-Test an der Spitze der Rangreihe erscheinen und daß erstmalig bei den cerebralgeschädigten Kindern auch der Perseverationsindikator und der Stereotypieindikator unter den Ladungen sichtbar ist. Wir bezeichnen diesen Faktor als den visuell-motorisch-organischen Faktor bei den cerebralgeschädigten Kindern; demgegenüber zeigen die neurotischen Kinder neben den visuell-motorischen auch kognitive Variable unter den Ladungen.

Die entscheidende Differenzierung zwischen den beiden Gruppen ist erst im 4. Faktor wahrnehmbar (Tab. 8). Die Rangkorrelation der Ladungen weist hier auf die entscheidende Differenz zwischen den beiden Gruppen hin. Die Rangkorrelation ist hier negativ (–0,328). Die Gruppe der cerebralgeschädigten Kinder wird charakterisiert durch die Variablen des Stereotypieindikators, des F+%-Satzes, der Variablen des Gedächtnistests und das Rechnerische Denken. Diesen Faktor bezeichnen wir bei den cerebralgeschädigten Kindern als den organisch-kognitiven Faktor. Bei den neurotischen Kindern finden wir an der Spitze der Ladungen die motorischen Variablen (der Händigkeit, Walther-Test gefolgt von den Subtests Gemeinsamkeitenfinden, Wortschatz-Test, Differenz der IQ und Verbal-IQ). Wir bezeichnen diesen Faktor bei den neurotischen Kindern als den motorisch-sprachlich-kognitiven Faktor. Unter den Variablen dieses Faktors bei den Neurotikern kommen auch diejenigen vor, die man zu den neurotischen Zeichen zählt, wie etwa Hell-Dunkel-Antworten, Zwischenfigur-Antworten.

Tabelle 7. *Faktorenanalyse der Leistungs- und Persönlichkeitsvariablen des organischen Psychosyndroms bei*

	cerebralgeschädigten		*und*	*neurotischen Kindern*	
1	FL	0,462		Handlgs-I. Q.	0,830
2	Handlgs-I. Q.	0,360	III. Faktor	FL	0,830
3	MT	0,308		BE	0,761
4	ZS	0,270		BO	0,616
5	BE	0,265		MT	0,611
6	Dd	0,233		Gesamt-I. Q.	0,469
7	T%	0,171	Rangkorrelation	ZS	0,467
8	F + %	0,159	der Ladungen:	ZN	0,286
9	BO	0,149	0,689	Dd	0,242
10	P%	0,133		Versager	0,237
visuell-motorisch-organischer Faktor				*visuell-motorisch-kognitiver Faktor*	

Tabelle 8. *Faktorenanalyse der Leistungs- und Persönlichkeitsvariablen des organischen Psychosyndroms bei*

	cerebralgeschädigten		*und*	*neurotischen Kindern*	
1	F + %	0,836		Händigkeit	0,765
2	Versager	0,348	IV. Faktor	Walther-Test	0,662
3	T%	0,342		GF	0,528
4	B	0,336		WT	0,085
5	ZN	0,207		Diff. d. I. Q.	0,050
6	ZS	0,163		Verbal-I. Q.	0,042
7	RD	0,093	Rangkorrelation	Hd	0,028
8	BO	0,085	der Ladungen:	Fb	0,027
9	Hd	0,077	−0,328	ZN	0,025
10	Händigkeit	0,075		ZS	0,024
organisch-kognitiver Faktor				*motorisch-sprachlich-kognitiver Faktor*	

Tabelle 9. *Korrelation der klinischen Faktoren des organischen Psychosyndroms bei cerebralgeschädigten und neurotischen Kindern*

	12	11	16	25	26
12 Gesamt-I. Q.	Ges.-I. Q.	Gedächtn.	Motorik	P%	T%
11 Gedächtnis	**0,708** **0,542**				
16 Motorik	**−0,414** **−0,316**	**−0,319** **−0,364**			
25 P%	−0,172 −0,142	**0,258** **0,006**	0,018 0,101		
26 T%	−0,055 0,068	−0,160 −0,040	−0,014 −0,025	−0,267 −0,196	

Zusammenfassend kann gesagt werden: die Faktorenanalyse hat uns die beiden Gruppen (cerebralgeschädigte und neurotische Kinder) unterschieden, allerdings nicht in einer eindeutig prägnanten Weise. Erst im 4. Faktor erscheint

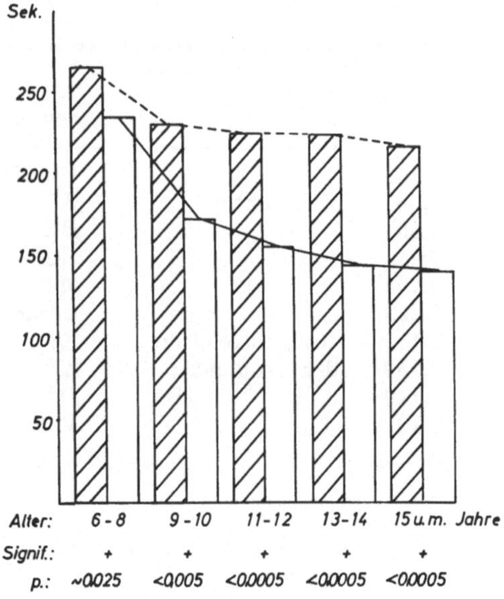

Abb. 7. Mittelwertsunterschiede der motorischen Leistung im Walther-Test zwischen hirngeschädigten ////////// u. neurotischen ☐ Kindern

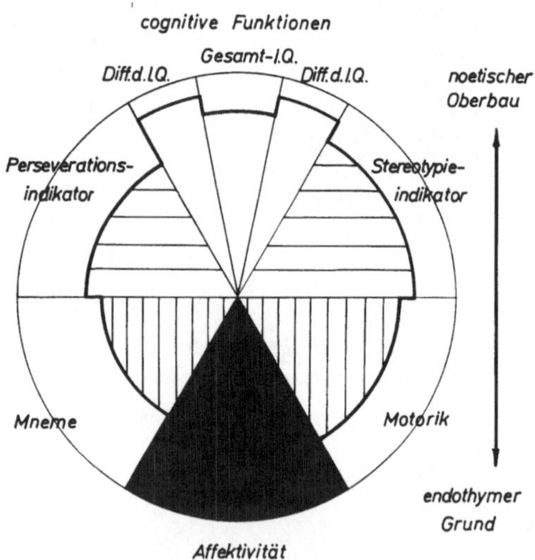

Abb. 8. Das organische Psychosyndrom in Abhebung der cerebralgeschädigten von den hirngesunden (neurotischen) Kindern in den Leistungs- und Persönlichkeitsfaktoren

die Organizität der cerebralgeschädigten Kinder in eindeutiger Weise und der Neurotizismus der neurotischen Kinder in wenig genauer Weise.

Die in der Praxis vorkommenden klinischen Faktoren des organischen Psychosyndroms sind vielleicht etwas deutlicher in folgender Tab. (9) sichtbar. Es wurden hier zusammengestellt die Korrelationen zwischen dem Gesamt-IQ, Gedächtnisleistungen, motorische Leistungen, Perseverationsindikator und Stereotypieindikator. Es zeigt sich, daß die cerebralgeschädigten Kinder deutlich höhere

Korrelationen zwischen den Intelligenz- und Gedächtnisleistungen und der Motorik als die neurotischen Kinder bieten. Das gleiche ist auch etwas sichtbar in der Korrelation Gesamt-IQ mit der Motorik. Demgegenüber sind die Rorschach-Faktoren in der Korrelation mit der Intelligenz und der Motorik in den 2 untersuchten Gruppen, verglichen mit unserer klinischen Erfahrung nur wenig geeignet, die Ansicht zu stützen, daß zwischen diesen Rorschach-Faktoren und den Leistungsfaktoren ein korrelativer Zusammenhang besteht.

Literatur

BLEULER, E.: Lehrbuch der Psychiatrie. 9. Aufl. Berlin–Göttingen–Heidelberg: Springer-Verlag, 1955.

BLEULER, M.: After thirty years of clinical experience with the Rorschach-Test, Rorschachiana Vol. I. Fasc. **1**, 12 (1952).

BONHOEFFER, K.: Die exogenen Reaktionstypen. Arch. Psychiat. **58**, 58 (1917).

CONRAD, K.: Über den Begriff der Vorgestalt und seine Bedeutung für die Hirnpathologie. Nervenarzt **18**, 289 (1947).

— Die Gestaltanalyse in der Psychiatrie. Stud. gen. **5**, 503 (1952).

DAHL, X.: Übereinstimmungsvalidität des HAWIE und Entwicklung einer reduzierten Testform. Meisenheim/Glan: Verlag Anton Hain, 1968.

GÖLLNITZ, G.: Das psychopathologische Achsensyndrom nach frühkindlicher Hirnschädigung. Z. Kinderpsychiat. **20**, 97 (1953).

— Die Bedeutung der frühkindlichen Hirnschädigung für die Kinderpsychiatrie. Leipzig: G. Thieme, 1954.

KOHLMANN, TH.: Zum psychologischen und pädagogischen Problem der Linkshändigkeit. Ergebnisse experimenteller Untersuchungen. Wr. Zschr. f. Nervenheilk. **3**, 89–100 (1950).

— Die Psychologie der motorischen Begabung. Wien: Braumüller Verlag, 1969.

— Untersuchungen zum Problem der Linkshändigkeit cerebralgeschädigter Kinder. Kongreßbericht d. Dtsch. Ges. f. Psychologie, Göttingen: Verlag Dr. Hogrefe, 1969.

KRETSCHMER, E.: Körperbau und Charakter. 22./24. Aufl. Berlin–Göttingen–Heidelberg: Springer-Verlag, 1961.

LEMPP, R.: Frühkindliche Hirnschädigung und Neurose. Bern–Stuttgart: Verlag Hans Huber, 1967.

— Eine Pathologie der psychischen Entwicklung. Bern–Stuttgart: Verlag Hans Huber, 1967.

LOTZE, H.: Mikrokosmos. III. Bd. Leipzig: Felix Meiner-Verlag, 1923.

RETT, A., TH. KOHLMANN und E. FRÜHMANN: Frühgeburt und Hirnschaden. Paracelsus Beiheft 39 (1966).

SCHMITZ, F. M.: Charakterbild der organischen Störungen. Acta paedopsychiat. Basel, **28**, 287 (1961).

WECHSLER, D.: Die Messung der Intelligenz Erwachsener. Bern–Stuttgart: Verlag Hans Huber, 1961.

WEWETZER, K. H.: Das hirngeschädigte Kind. Psychologie und Diagnostik. Stuttgart: G. Thieme Verlag, 1959.

WUNDERLICH, CHR.: Die Psychodiagnostik des organisch hirngeschädigten Kindes. Stuttgart: Ferdinand Enke Verlag, 1963.

— Das mongoloide Kind. Stuttgart: Ferdinand Enke Verlag, 1970.

Anschrift der Verfasser: TH. KOHLMANN und A. RETT, Neurologisches Krankenhaus der Stadt Wien, Rosenhügel, Abteilung für entwicklungsgestörte Kinder. Pav. XVII, Versorgungsheimplatz 1, A-1130 Wien, Österreich.

Der kindliche Autismus — ein organisches Psychosyndrom

Von

R. Lempp

Universitäts-Nervenklinik Tübingen
(Direktor: Prof. Dr. Dr. W. Schulte)
Abteilung für Kinder- und Jugendpsychiatrie, Tübingen, Deutschland
(Leiter: Prof. Dr. R. Lempp)

Zusammenfassung

Der frühkindliche Autismus wird auf Grund der Untersuchung an einem Krankengut von insgesamt 40 Kindern im wesentlichen als ein organisches Psychosyndrom, als Teilerfahrungsstörung, sei es aufgrund erblicher Anlage, sei es wie meist aufgrund frühkindlicher Hirnschädigung, angesehen. Damit scheint der von Asperger geprägte Begriff der autistischen Psychopathie in seiner keine bestimmte Kausalität praejudizierenden weiteren Auffassung gerechtfertigt, nicht aber die Kannersche Annahme, es handle sich um eine Form einer frühkindlichen Schizophrenie. Trotzdem kann die Kannersche Annahme nicht völlig von der Hand gewiesen werden, da es wohl an der Zeit wäre, die Frage der Schizophrenie unter dem Gesichtspunkt der Teilleistungsstörung zu betrachten.

Summary

Autism in Children — an Organic Psycho-Syndrome

On the basis of the examination of a sample of 40 children, autism in infancy is considered to be essentially an organic psycho-syndrome, a partial experience block, whether it is hereditary or, as in most cases, the result of brain damage in early infancy. This appears to confirm Asperger's concept of autistic psychopathy in its broader meaning which does not presuppose any particular causality, but not, however, Kanner's supposition that this is a form of infantile schizophrenia. At the same time, Kanner's supposition cannot be completely dismissed since the time has come to consider schizophrenia in relation to partial achievement blocks.

Seit der Beschreibung des autistischen Kindes 1943 durch Kanner als early infantile autism und von Asperger als autistische Psychopathie geht die Auseinandersetzung um die nosologische Einordnung dieses Phänomens hin und her. Während Kanner den early infantile autism als ganzes dem Formenkreis der

Schizophrenien zuordnen will, wurde später von vielen Autoren insbesondere auch aus dem deutschsprachigen Raum der Syndromcharakter des kindlichen Autismus und damit seine mehrdimensionale Ätiologie hervorgehoben. Daß dies gerade im deutschsprachigen Raum besonders hervortrat, hat seinen Grund möglicherweise darin, daß hier von vornherein die von ASPERGER herausgestellte Form der autistischen Psychopathie ihren festen Platz hatte, diese aber bei ihrer grundsätzlichen Verschiedenheit und der gleichzeitigen unübersehbaren Wesensverwandschaft mit dem early infantile autism ätiologisch und pathogenetisch kaum unter einen Hut gebracht werden konnte. Von dem KANNER-Schüler MAKITA wurde zwar ebenfalls der Syndromcharakter anerkannt, er versuchte aber den early infantile autism KANNERS als eigentlichen Autism als eine Form kindlicher Schizophrenie noch zu retten und die übrigen Formen als Pseudoautismus organischer oder neurotischer Art abzutrennen. Die Vorstellungen vom neurotischen Autismus oder Pseudo-Autismus gehen vor allem auf Lauretta BENDER zurück, die den Autismus als eine frühe Störung der Mutter-Kind-Beziehung ansah, ähnlich dem psychischen Hospitalismus.

Ein Hauptvertreter des Syndromcharakters des Autismus ist van KREVELEN, der das Syndrom als im wesentlichen organisch begründet hervorhob und den neutralen Begriff des „Autismus infantum" prägte. Wegen des gleichzeitigen Vorkommens eines frühkindlichen Autismus und einer typischen autistischen Psychopathie in derselben Familie billigte er allerdings auch einer erblichen Anlage einen relativ breiten Raum zu. Er meinte, daß der frühkindliche Autist ein früh geschädigter autistischer Psychopath sei. Auch Frau SCHÖNFELDER sah eine kontinuierliche Reihe von autistischen Psychopathen auf der einen bis zum autistischen Imbezillen auf der anderen Seite. Sie hielt den Autismus für ein hirnorganisches Allgemeinsymptom. Am weitesten in dieser Richtung geht nun wohl der amerikanische Psychologe RIMLAND, der den neurotischen oder endogenen Charakter ablehnte und ganz präzise eine frühkindliche Schädigung der Formatio retikularis durch Hypoxie als Ursache des Autismus annahm. Er faßte den Autismus als das Unvermögen zusammen, neue Reize auf das bereits vorhandene Erfahrungsmaterial zu beziehen.

Bei der Erörterung dieses ganzen Problems sind unseres Erachtens 3 Fragen auseinanderzuhalten:

1. Was läßt sich über die Kausalität sagen? Haben wir es ätiologisch mit einer einheitlichen Störung zu tun oder steht wenigstens eine bestimmte Ätiologie ganz im Vordergrund?
2. Wie ist die typische Symptomatik durch diese Ätiologie zu erklären? Hier stellt sich also die Frage nach der Pathogenese.
3. Sind die verschiedenen Formen des kindlichen Autismus, also sowohl der early infantile autism wie auch die autistische Psychopathie, ätiologisch und pathogenetisch gleichermaßen erklärbar?

Wir haben daraufhin unser eigenes Krankengut an autistischen Kindern aus den letzten 8 Jahren durchgesehen (vorher war die Diagnose Autismus kaum gestellt worden, wohl nicht, weil er nicht vorkam, sondern weil er nicht diagnostiziert wurde). Es sind insgesamt 40 Kinder, 32 Jungen und 8 Mädchen.

Wir brauchen hier nicht alle Daten dieser Krankengeschichten aufzuzählen und vorzulegen, es genügt, wenn ich einzelne wesentliche Ergebnisse der Auswertung wiedergebe: Als entscheidendes diagnostisches Kriterium wurde neben dem typisch autistischen Verhalten das Bestehen der charakteristischen Symptomatik seit der frühen Kindheit ohne Entwicklungsknick gewertet sowie auch eine charakteristische Objektfixierung, wie wir sie ja vor allem bei den autistischen Psychopathen in ihrem Spezialistentum, aber auch bei den früh autistischen Kindern in primitiverer Weise in der Fixierung auf einen bestimmten Gegenstand oder eine bestimmte Gruppe von Gegenständen mit einheitlichen Merkmalen kennen.

Bei dieser Gruppe war nun in der Anamnese sowohl der Schwangerschaftsverlauf, der Verlauf der Geburt wie auch der Verlauf der Säuglingsentwicklung ungleich häufiger gestört als dies bei einer Vergleichsgruppe unausgelesener Schulkinder der Fall war. Die Unterschiede sind durchweg signifikant, die Häufigkeit des pathologischen Schwangerschaftsverlaufs in ganz besonderem Maße. Fassen wir diese Störungen der frühkindlichen Entwicklung zusammen, so ist diese bei Dreiviertel der autistischen Kinder gestört, wobei eine verzögerte Sprachentwicklung dabei nicht einmal berücksichtigt wurde, da sie ja gewissermaßen als diagnostisches Kriterium mit einging.

Ähnlich sind die Verhältnisse bei der Überprüfung des neurologischen Befundes. Über ein Drittel der Fälle wies einen pathologisch-neurologischen Befund auf und etwa die Hälfte der Fälle einen pathologischen EEG-Befund. Encephalographie und Liquor-Befund können deswegen nicht sicher verwertet werden, da sie nicht in jedem Fall durchgeführt wurden. Insgesamt lag in 22 Fällen ein pathologischer Befund vor gegenüber 18 Fällen, die allerdings zum Teil auch nicht eingehend körperlich untersucht worden waren.

Diese Ergebnisse stimmen etwa auch mit den Befunden von Weber überein, die bei 40 von 92 autistischen Kindern eindeutige pathologisch-neurologische Befunde erheben konnte.

Eine einheitlich organische Ursache des kindlichen Autismus kann aus diesen Befunden zwar nicht gefolgert werden, sie drängt sich aber als wesentlicher ätiologischer Faktor für einen großen Teil der Fälle auf. — Auch wenn man vielleicht in den Verdacht gerät pathologische Ereignisse während der körperlichen Entwicklung und pathologische Befunde bei der Untersuchung „hineinzusehen“, so sind wir aus der täglichen Praxis heraus viel eher der Meinung, daß eine große Zahl solcher schädigender Ereignisse immer noch im Dunkeln bleiben und nicht erfaßt werden und auch unsere relativ groben neurologischen und neurophysiologischen Labormethoden eine ganze Reihe von pathologischen Funktionsveränderunngen des Gehirns nicht erfassen. Aber das ist schwer zu beweisen. — Halten wir zunächst einmal fest, daß pathologische Ereignisse der körperlichen Entwicklung, die geeignet sind eine cerebral-organische Schädigung hervorzurufen, und pathologisch-neurologische und neurophysiologische Befunde bei autistischen Kindern häufiger vorkommen als bei jeder anderen Störung im jugendpsychiatrischen Krankengut.

Wie ist nun die Brücke von der in vielen Fällen anzunehmenden frühkindlich erworbenen hirnorganischen Schädigung zum autistischen Syndrom zu schlagen?

Bei der Bearbeitung organischer Psychosyndrome nach frühkindlicher Hirnschädigung haben wir uns immer bemüht, die psychischen Symptome soweit als möglich als Folge umschriebener, testpsychologisch erfaßbarer psychischer Leistungsschwächen zu erklären. Wir sind seinerzeit von den Untersuchungen von WEWETZER ausgegangen, der vor allem die Formerfassungsstörungen bei frühkindlich hirngeschädigten Kindern hervorhob und testpsychologisch nachwies. Wir haben also hier gewissermaßen eine optische Teilagnosie oder Hypagnosie vor uns, die es diesen Kindern unmöglich oder schwer macht, optische Eindrücke zu differenzieren, wieder zu erkennen, mit Assoziationen zu verbinden und als festen Erfahrungsschatz zu erwerben. Zumindest ist der natürliche Lernvorgang in dieser Hinsicht bei frühkindlich hirngeschädigten Kindern erschwert und verzögert.

Es war von vornherein klar, daß nicht nur die optischen Qualitäten durch eine frühkindliche Hirnschädigung leichten Grades betroffen sein können, sondern daß auch die akustischen, ja überhaupt alle Sinnesqualitäten daran teilhaben können. Welche Bedeutung eine Teilstörung auf akustischem Bereich hat, wurde von GRAICHEN eingehend erläutert. Hier haben wir es mit einer akustischen Teilagnosie oder einer leichten Form einer Seelentaubheit zu tun.

Eine ähnliche Störung kann man sich auch für die taktilen Funktionen vorstellen, wenngleich diese wesentlich schwerer zu erfassen sind. Über die Bedeutung von Geschmack, insbesondere aber von Geruch wissen wir einfach zu wenig, um darüber Wesentliches sagen zu können.

Die eingehende psychiatrische Beobachtung und auch die psychologische Untersuchung der autistischen Kinder legt nun die Annahme nahe, daß es sich fast durchweg um Kinder handelt, die in einer oder mehreren gnostischen Teilfunktionen behindert sind.

Untersuchen wir einmal die typischen Symptome des frühkindlichen Autismus daraufhin und zwar nicht an den schweren Fällen, sondern instruktiverweise an den leichtgradigen Störungsformen. Wir haben schon früher auf die organisch bedingte Kommunikationsstörung und Distanzstörung bei Kindern mit einer optischen Teilagnosie hingewiesen und diese daraus erklärt, daß die Kinder nicht in der Lage sind, sich in ihre Umwelt hineinzufühlen, weil sie die vielen optischen Signale der Mimik, Gestik und Psychomotorik nicht zu erfassen vermögen. Bei einer Störung im akustischen Bereich, insbesondere bei einer Störung des sprachlichen Erfassens, wie wir es gerade bei autistischen Kindern ja als Regelfall erleben, muß eine solche Kontaktstörung noch in viel stärkerem Maße auftreten. Es ist ja charakteristisch, daß die autistischen Kinder zwar die Sprache der Umgebung aufnehmen, aber gleichsam nichts damit anzufangen vermögen. Bei einem ständigen Bemühen der Umgebung ihnen immer auf der untauglichen Schiene des Sprachkontaktes entgegenzutreten, ist die typische Folge die echolalische Wiederholung beim Kinde, die wir ja so häufig beobachten können als Ausdruck einer primitiven Sprachform.

Die gerade im frühen Kindesalter beobachtete und von BOSCH hervorgehobene Mutter-Kind-Symbiose bei autistischen Kindern, die es diesen unmöglich macht sich als eigene Person, als „Ich“, von der Umwelt, dem Nicht-Ich zu distanzieren, könnte man auch als eine Summationsstörung verschiedener optischer, akustischer, vor allem auch taktiler Agnosien oder Hypognosien werten. Diese Kinder gehen ja mit den bekannten Personen ihrer Umwelt, also mit Eltern und Geschwistern oft um wie mit Gegenständen, d. h. sie benützen sie, klettern auf ihren Schoß, fassen sie an, nehmen sie auch bei der Hand, sehen sie jedoch gewissermaßen durch sie hindurch, d. h. sie beachten sie nicht als Person, sondern nur als eben einen Teil der Umwelt, der eben vorhanden ist und von dem man keine Reaktion sondern lediglich eine Funktion erwartet. Wenn ein autistisches Kind von Geburt an die Qualitäten, die den anderen Menschen von den umgebenden Gegenständen unterscheidet, nämlich auf akustischem Gebiet die Sprache, auf optischem und taktilem Gebiet die Bewegungsform und alles was mit der Reaktion zusammenhängt, nicht oder ungenügend erfassen kann, so ist in schweren Fällen eine schwere Kontaktstörung unausbleiblich. Auch wäre denkbar, daß bei einer taktilen Hypognosie auch der Aufbau eines Körperschemas und damit auch die Abgrenzung von Ich- und Nicht-Ich sehr erschwert wäre.

Die typische Objektfixierung vom zwangshaften Festhalten an gewohnten und scheinbar sinnlosen Gegenständen bis hin zur Spezialisierung des autistischen Psychopathen, der im beschränkten Umfange eines Teilgebietes große Kenntnisse hat, diese aber nicht auf andere Gebiete übertragen und anwenden kann, könnte damit erklärt werden, daß diese erfassungs- und erfahrungsbehinderten Kinder an allem festhalten, was sie einmal mit großer Mühe an Erfahrung sich angeeignet haben und sich nicht getrauen, diesen vertrauten Raum zu verlassen, weil ihnen eben in typisch organischer Weise im Sinne von Goldstein das Abstraktionsvermögen weitgehend fehlt. Ob der schwer behinderte frühkindliche Autist ängstlich an einem Blumentopfuntersetzer sich festhält und auf diese einzige vertraute taktile und optische Umwelt nicht ohne große Angstgefühle und Unsicherheitsgefühle verzichten kann, ob das in seinem Sprachausdruck erheblich behinderte Kind, das andererseits fließend lesen kann, ohne allerdings viel davon zu verstehen und sich für jede sich drehende Mechanik interessiert, oder ob der große Junge alles weiß, was mit Glocken in Zusammenhang steht, wie sie hergestellt, wie sie bedient und in welcher Kombination sie in welcher Kirche vorkommen, im übrigen aber nachweislich des Intelligenztestes debil ist, in jedem Falle sind es nur quantitative Unterschiede einer begrenzten und beschränkten Umwelterfassung. Wie weit in solchen Fällen das bekannte organisch begründete psychische Symptom der Perseveration eine Rolle spielt, wäre einer weiteren Prüfung wert.

Der typische Autismus aber, die introvertierte Haltung, das mangelnde Interesse an allem, was um sich herum vorgeht, das, was diese Kinder gleichsam zum eigenen Mittelpunkt der ganzen Welt macht, ist aber vielleicht allein durch verschiedene Teilerfassungsstörungen in wechselnder Kombination nicht hinreichend erklärbar. Wie wir das schon beim frühkindlich exogenen Psychosyndrom dargestellt haben, kommt hier noch die Wirkung der Reaktion der Umwelt ins Spiel.

Ein Kind, das bei erhaltener sensorischer Funktion von vornherein erheblich behindert ist, seine Umwelt in ihren spezifischen Qualitäten zu erfassen, das Erfaßte zu fixieren und assoziieren und als Erfahrungsgut zu speichern, wird sich dann sehr bald auf sich selbst zurückziehen, wenn diese Umwelt immer gerade mit *den* sensorischen Qualitäten auf das Kind zugeht, die diesem verschlossen sind. Die Kinder verhalten sich gleichsam wie ein Mensch, der in eine völlig fremde sprachliche und kulturelle Umgebung versetzt ist: Er zieht sich auf sich selbst zurück. So müssen wir auch hier beim autistischen Kind Leistungsschwäche einerseits und die Reaktion der Umwelt andererseits unterscheiden, die sich in ihrer Wirkung summieren und potenzieren.

Wir haben es daher beim autistischen Kind mit einem teiloligophrenen Kind zu tun. Gerade diese Teilausfälle sind es, die den Untersucher so unsicher machen, wenn er die Intelligenz eines autistischen Kindes beurteilen soll. Einerseits relativ gut begabt, andererseits hochgradig schwachsinnig, so stehen die Beurteilungen nebeneinander, ganz abgesehen davon, daß unsere gängigen Intelligenztests vielfach nicht geeignet sind, einzelne Teilleistungen gesondert zu prüfen, sondern nur die letzte Endstrecke intellektueller Leistung zu erfassen. Vielleicht könnte man vereinfachend folgendermaßen sagen: Der Schwachsinnige in der übrigen Form ist in seiner Aufnahmefähigkeit in der Regel intakt, ist aber nicht in der Lage zwischen dem erfaßten Rohmaterial eine sinnvolle Verbindung herzustellen und zu einer abstrakten Erfahrung aufzubauen. Der autistisch Teiloligophrene ist aber gerade in der Aufnahmefähigkeit in einzelnen oder mehreren Teilgebieten behindert, ist aber wohl in der Lage aus den teilweise und mit unterschiedlicher Filtrierung erfaßten Fakten Assoziationen zu bilden, Erfahrungen zu sammeln und im normalen Sinne zu „denken". Da allerdings das erfaßte Rohmaterial so lückenhaft und wohl auch qualitativ verändert ist, ist auch das Denken so eigenartig verändert und schwer nachvollziehbar.

Wir sind uns darüber im klaren, die Annahme einer organisch bedingten Teilerfassungsschwäche beim autistischen Kinde noch nicht alle Symptome zu erklären vermag. Es ist durchaus offen, ob die Annahme van Krevelen's, ein Zusammenwirken von schizoider Erbanlage und frühkindlicher Hirnschädigung führe zum Bild des frühkindlichen Autismus, einer Erklärung aller Befunde noch näher kommt, ähnlich wie wir ja auch bei der Teilleistungsstörung der Rechtschreib-Leseschwäche sowohl eine frühkindlich erworbene Hirnschädigung als Ursache kennen, wie auch die von Weinschenk herausgestellte Erblichkeit. Die in unseren 40 Fällen nachzuweisende familiäre Belastung mit Geisteskrankheiten in 20% ist sicher beachtenswert, sie liegt aber charakteristischerweise sehr viel niedriger als die familiäre Belastung bei schizophrenen Kindern, die an einem Vergleichsmaterial bei 60% liegt.

Die überall auffallende Knabenwendigkeit des Autismus (bei uns waren es 8 Mädchen und 32 Knaben) ist nicht mehr ganz so auffällig, wenn wir uns klar machen, daß die frühkindliche Hirnschädigung als solche ebenfalls eine deutliche

Häufung bei den Jungen ergibt, was wohl auf eine insgesamt höhere frühkindlich cerebrale Empfindlichkeit dieses Geschlechts hinweist.

Schließlich ist noch die auffallende und zunächst nicht zu erklärende soziale Strukturierung des autistischen Krankenguts hervorzuheben: Die Hälfte aller autistischen Kinder stammt aus selbständigen und Akademikerfamilien und nur ein Viertel aus Arbeiterkreisen. Bei den schizophrenen Kindern ist das gerade umgekehrt, ein Drittel der Kinder sind Arbeiterkinder und nur ein Siebentel kommt aus selbständigen und Akademikerkreisen. Könnte diese eigenartige Gruppierung nicht dadurch entstehen, daß die autistische Teilerfassungsstörung in differenzierteren Familien früher als pathologisch registriert wird und früher zu einer Diskrepanz zwischen Anforderung und Leistungsvermögen, aber auch früher zu einer einseitigen Teilförderung und damit zu einer stärkeren Dissoziation der Intelligenz und Erlebnisstruktur überhaupt und auch früher zu einer abwartenden Reaktion durch die Umwelt kommt. Das heißt nicht, daß es in weniger differenzierten Kreisen weniger häufig diese Teilleistungsstörung vorkommt, daß sie aber dort eher zu dem unauffäligeren Bild einer allgemeinen Leistungsschwäche führt, in differenzierten anspruchsvollen Familien dagegen eher aus Leistungsschwäche und Reaktion zu der typischen intellektuellen Dissoziation unter dem Bilde des Autismus.

Auch wenn wir unter der Annahme, daß der frühkindliche Autismus ein organisches Psychosyndrom ist, nicht alle seine Erscheinungsformen erklären kann, so glauben wir doch, daß man die viel diskutierte Meinung, der Autismus sei vorwiegend oder ausschließlich eine Folge primärer Mutter-Kind-Störung und die das Kind insgeheim ablehnende oder zu wenig zugewandte Mutter sei an der pathologischen Entwicklung des Kindes schuld, als unzutreffend ablehnen muß. Zwar sind auch an unserem Material in 30% der Fälle die Familienverhältnisse gestört, aber nur in einem Fall fehlte die Mutter überhaupt und nur in 4 Fällen waren die Kinder in Heimen aufgewachsen und 5 waren im 1. Lebensjahr von ihren Müttern getrennt. Bei der sonstigen Häufigkeit solcher Ereignisse meine ich aber, daß andere Faktoren und zwar in diesem Fall die organische Leistungsschwäche die bedeutsamere Ursache darstellt, daß sich wohl eine solche organische Leistungsschwäche unter Umständen stärker auswirken kann, wenn die frühkindlich affektive Situation dazuhin beeinträchtigt ist. Wir haben zwar in einzelnen Fällen auch eine von hilfloser Übersorge und Verunsicherung geprägte Störung der Beziehung der Mutter zum Kinde erlebt, meinen aber daß in jedem Fall die psychische Gedeihstörung des Kindes das Primäre und die Reaktion der Mutter das Sekundäre war. Der vielfache Hinweis den diese Mütter da und dort erfahren konnten, sie möchten sich intensiver mit dem Kinde befassen, führte in jedem Falle zu einer Verstärkung der pathologischen Symbiose und schließlich zu einer Tyrannei des Kindes über seine Mutter, die seinerseits wieder eine gesunde psychische Entwicklung verhinderte. Nahm man diese Kinder gegen den Widerstand ihrer Mütter aus der Familie heraus und brachte sie in ein ausgewogenes heilpädagogisches Milieu, blüten sie auf, verloren einen Teil ihrer Stereotypien und zwanghaften Angewohnheiten und machten deutliche Entwicklungsfortschritte, nicht weil sie im Sinne einer psychotherapeutischen Lösung der sie bedrohenden Mutter entronnen wären, sondern weil diese Mütter in verzweifelten, meist iatrogen aufoktroyierten Schuldgefühl zu einer gewissen pädagogischen Haltung, die organisch Leistungsgeschädigte eben benötigen, nicht mehr finden konnten. Wir meinen, wir sollten die Mütter aus der Schuld am Autismus definitiv entlassen.

Literatur

Asperger, H.: Autistische Psychopathen. In: Heilpädagogik, Wien, 1961.

Bosch, G.: Soziale Faktoren der geistigen Entwicklung unter besonderer Berücksichtigung frühkindlich autistischer und hospitalisierter Kinder. Nervenarzt **35**, 294—299, (1964).

— Autismus und Schwachsinn. Internationaler Kongreß für geistige Behinderung. Kopenhagen, 1964.

Krevelen, D. A., Van: Autismus infantum. Acta paedopsychiatrica **27**, 97—107 (1960).

— On the relationship between early infantile autism and autistic psychopathy. Acta paedopsychiatrica **30**, 303—323, (1963).

— Autismus und Iatrogenie. Acta paedopsychiatrica **31**, 129—133, (1964).

Lempp, R.: Frühkindliche Hirnschädigung und Neurose. 2. Auflage, Bern und Stuttgart, 1970.

Makita, K.: Early infantile autism, autism infantum and pseudoautism. Fol. psychiatrica et neurologica japonica **18**, 97—111, (1964).

Schönfelder, Th.: Über frühkindliche Antriebsstörungen. Acta paedopsychiatrica **31**, 112—119, (1964).

Rimland, B.: Infantile autism: The syndrome and his implications for the neuroltheory of behaviour. New York, 1964.

Weber, D.: Zur Ätiologie autistischer Syndrome im Kindesalter. Praxis d. Kinderpsychiatr. **15**, 2—18 (1966).

Weinscenk, C.: Die erbliche Rechtschreib-Leseschwäche. Bern und Stuttgart, 1968.

Anschrift des Verfassers: Prof. Dr. R. Lempp, Abteilung für Kinder- und Jugendpsychiatrie, Osianderstr. 22, D-74 Tübingen, Deutschland.

Epilepsie und organisches Psychosyndrom (POS)

Von

A. Weber

Universitäts-Kinderklinik Zürich, Schweiz
(Direktor: Prof. A. PRADER)

Zusammenfassung

Aus den bisherigen klinischen Erfahrungen lassen sich folgende Punkte herausstellen:

1. Sowohl auf Grund klinischer Erfahrung wie auch auf Grund von Testuntersuchungen steht fest, daß beim Epileptiker ein infantiles psychoorganisches Syndrom vorkommen kann.
2. Dieses Syndrom ist identisch mit demjenigen, das bei nicht epileptischen Hirnorganikern gefunden wird.
3. Es ist häufiger bei der Gruppe der symptomatischen Epilepsie als bei der Gruppe der genuinen Epilepsie.
4. Das Syndrom kann täuschend nachgeahmt werden durch exogene Faktoren, insbesondere durch die antikonvulsive Therapie und durch Milieueinflüsse. Die differentialdiagnostische Abgrenzung ist daher schwierig.

Summary

Epilepsy and Organic Psycho-Syndrome

On the basis of available clinical experience the following points can be esta lished:

1. Clinical experience and tests have both established that an infantile psychoorganic syndrome can occur in cases of epilepsy.
2. This syndrome is identical with that found in cases of psycho-syndrome in non-epileptic patients.
3. It is more frequent in cases of symptomatic epilepsy than in cases of genuine epilepsy.
4. Exogenous factors, in particular anti-convulsive therapy and environmental influences, can produce deceptively similar symptoms. Differential diagnosis is therefore difficult.

I. Vorbemerkungen

Die überwiegende Mehrzahl aller kindlichen Epilepsien ist symptomatischer Natur, d. h. sie beruht auf einem Cerebralschaden.

Es ist daher naheliegend der Frage nachzugehen, wie viele dieser Kinder psychopathologische Störungen aufweisen, die in den Rahmen des infantilen psychoorganischen Syndromes gehören.

Um diese Frage zu beantworten, sind folgende Voraussetzungen notwendig.

1. Es muß sich um eine unausgelesene Gruppe von Epileptikern handeln. Wird diese Voraussetzung nicht beachtet, können sich große Irrtümer ergeben. Dies hat u. a. Matthes (1) bezüglich der Intelligenz epileptischer Kinder gezeigt. Eine von ihm durchgeführte Umfrage über den Intelligenzstand von mehreren hundert epileptischen Kindern aus verschiedenen Anstalten Deutschlands ergab folgendes Resultat:

idiotisch 25%, debil bis imbezill 50%, normalintelligent 25%.

Ein völlig anderes Bild ergab sich bei der Prüfung von 600 epileptischen Kindern der Heidelberger Kinderklinik: idiotisch 3%, debil oder imbezill 20%, normalintelligent 77%.

2. Symptomatische und genuine Formen müssen getrennt werden.

3. Bei den Kindern mit symptomatischen Epilepsien muß es sich um einen prä-, peri- oder postnatalen Hirnschaden handeln. Später erworbene Hirnschäden machen ein anderes psychopathologisches Zustandsbild.

4. Um statistisch signifikante Resultate zu erhalten, muß die untersuchte Gruppe einer andern Gruppe, also einer Kontrollgruppe, gegenübergestellt und mit dieser verglichen werden.

Diese Bedingungen sind nur in sehr wenigen Arbeiten erfüllt.

Bevor nun auf das Psychosyndrom im einzelnen eingegangen wird, sollen ein paar Worte zur Differentialdiagnose gesagt werden.

II. Zur Differentialdiagnose des POS

Diese stößt beim Epileptiker auf ganz besondere Schwierigkeiten, weil ja die ganze Symptomatologie nicht nur durch zugrunde liegenden Cerebralschaden, sondern weitgehend auch durch andere Faktoren bedingt resp. nachgeahmt sein kann.

Einer dieser Faktoren ist die antikonvulsive Therapie. In dieser Hinsicht erlebt man immer wieder die größten Überraschungen. Ein besonders eindrückliches Beispiel ist folgendes:

Ein Knabe, 1964 geboren, hat im Alter von 8 Monaten erstmals einen Anfall gehabt, wobei er die Augen verdrehte und die Gliedmaßen schlaff hängen ließ. Dasselbe wiederholte sich im Alter von $2^1/_2$ und 3 Jahren. Die Anfälle dauerten immer nur ganz kurz und waren mit kurzdauernden Bewußtseinsverlust verbunden. Eigentliche Krämpfe traten nie auf.

Der Patient wurde zur Abklärung hospitalisiert. Die ganze klinische Untersuchung inkl. wiederholter EEG verlief aber ergebnislos. Trotzdem wurde auf Grund der Vorgeschichte eine Epilepsie angenommen und eine Behandlung mit Phenobarbital eingeleitet und zwar in der geringen Dosis von 3 × 15 mg täglich.

Nach der Rückkehr zu den Eltern bemerkten diese, daß das Kind psychisch verändert war. Es war unstet, konnte nicht spielen, war äußerst reizbar, reagierte auf Kleinigkeiten mit Wut- und Trotzanfällen. Gegen seine Geschwister war der Knabe in extremen Maße aggresiv, stieß sie über die Treppen, trat sie mit den Füßen und zeigte keinerlei Mitleid. Bei der klinischen Untersuchung war er völlig enthemmt und distanzlos.

Es wurde angenommen, die Verhaltensstörungen seien durch einen Cerebralschaden bedingt, welcher seinerseits auch zu den Anfällen geführt habe. Mit verschiedenen zusätzlichen Psychopharmaka wurde versucht, diese Verhaltensstörungen zu beeinflussen, ohne jeden Erfolg.

Der Knabe leitete dann von selbst die richtige Therapie ein, indem er sich eines Tages einfach weigerte, irgendwelche Medikamente zu sich zu nehmen. Nach wenigen Tagen war er völlig normalisiert und bei einer späteren Untersuchung verhielt er sich unauffällig. Seit dieser Episode sind 2 Jahre vergangen und der Knabe hat sich normal entwickelt.

Natürlich sind auch alle übrigen differential-diagnostischen Möglichkeiten in Betracht zu ziehen. Insbesondere ist zu beachten, daß die meisten Einzelsymptome des POS auch anderweitig bedingt sein können.

So können Konzentrations- und Aufmerksamkeitsstörungen bei jedem Neurotiker vorkommen.

Mangelhafte Selbststeuerung und Kommunikationsstörungen können die Folgen von Verwahrlosung sein.

Sogar der Bender-Gewalttest kann einem im Stich lassen. Es besteht zwar kein Zweifel, daß für eine intakte Gestaltserfassung bestimmte Hirnstrukturen intakt sein müßten. Aber eben so ist die Gestalterfassung ein Lernprozeß, und wo dieser gestört ist, ist auch bei intaktem Hirn die Gestalterfassung gestört. Das ist, wie ich an mehreren Beispielen eindrücklich erlebt habe, bei bestimmten Formen von Verwahrlosung der Fall. Bekommt man diese Kinder rechtzeitig in die Hände und führt sie einer Nacherziehung zu, kann sich die Gestalterfassung in kurzer Zeit völlig normalisieren.

Wie stark äußere Faktoren, im speziellen Fall das Verhalten der Umgebung, ein POS vortäuschen können, möchte ich Ihnen an folgenden Beispiel zeigen:

Es handelt sich um einen Knaben, 1963 geboren, einziges Kind seiner Eltern. Äußere Verhältnisse absolut geordnet. Vater Marktforscher, Mutter früher Top-Sekretärin, fühlt sich heute im Haushalt etwas deplaziert. Schwangerschaft und Geburt komplikationslos, ebenso die psychomotorische Entwicklung. Keine ernsthaften Krankheiten.

Schon im 2. Lebensjahr fiel der Mutter das „wilde“ und ungestüme Wesen des Kindes auf. Mit ungefähr 3 Jahren geriet es in eine extreme Trotzphase. In der Folge wurde der Knabe in zunehmendem Maße schwierig. Er legte eine enorme Bewegungsunruhe an den Tag, konnte sich auf kein Spiel konzentrieren, zeigte sich fremden Leuten gegenüber völlig distanzlos und enthemmt. Im Kindergarten entstanden sofort größte Schwierigkeiten. Der Patient war aggressiv. Wenn ihm irgend etwas nicht paßte, schlug er blindlings auf die anderen Kinder los. Erzieherisch konnten weder die Eltern noch die Kindergärtnerin irgend etwas mit ihm anfangen. Die Mutter sagt: „Alles läuft wie Wasser von ihm ab."

Schließlich wurde der Knabe aus dem Kindergarten gewiesen und die Mutter war derart erschöpft, daß sie ärztliche Hilfe aufsuchte.

Wegen Verdachtes auf einen Cerebralschaden mit POS wurde der Knabe im Herbst 1969 in der Kinderklinik in Zürich hospitalisiert. Es wurde im EEG eine generalisierte Epilepsie festgestellt. Während des Aufenthaltes war der Patient auf der Abteilung schwer tragbar. Er verhielt sich gegenüber seinen Mitpatienten sehr aggressiv. Therapieversuche mit Tegretol, Prominal und Melleril schlugen fehl, erst eine massive Sedierung mit Largactil (Chlorpromazin) 3 × 25 mg täglich brachte Besserung.

Trotzdem hatte die Mutter Bedenken, den Kleinen wieder nach Hause zu nehmen. Er wurde daher in ein heilpädagogisches Kleinheim plaziert. Auch dort war er am Anfang recht schwierig. Innerhalb eines Monates hatte er sich jedoch vollkommen beruhigt und die Medikation konnte abgesetzt werden. Der Knabe verhielt sich in der Folge weitgehend unauffällig. Er blieb bis im Frühjahr in diesem Heim, nachher wurde er in eine Privatschule plaziert. Er besucht dort jetzt die 1. Klasse und es bestehen keine ernsthaften Schwierigkeiten.

Während des Aufenthaltes im Kinderheim wurde die Mutter wiederholt zu Besprechungen bestellt, da anfänglich geplant worden war, daß sie das Kind im Frühjahr wieder nach Hause nehme. Anläßlich dieser Besprechungen zeigte sich, daß die Mutter erzieherisch völlig hilflos war, und über die einfachsten erzieherischen Grundsätze nicht Bescheid wußte. In dieser Unsicherheit hat sie sich dem Kinde gegenüber bald so und bald anders verhalten und das Kind natürlich dadurch vollkommen verrückt gemacht. Bei dieser Situation wäre es sicher völlig falsch gewesen, den Knaben wieder nach Hause zu geben.

Natürlich muß man hier auch die Möglichkeit in Betracht ziehen, daß der Patient trotzdem ein leichtes POS hat, dessen Auswirkungen aber in der heilpädagogischen Atmosphäre aufgefangen worden sind. Jedenfalls aber spielten hier die Milieufaktoren die ausschlaggebende Rolle.

An diesem Beispiel zeigt sich, daß die Differenzialdiagnose sehr schwierig sein kann und man oft erst nach längerer Beobachtung zu einer sicheren Diagnose kommt.

III. Das POS beim Epileptiker

Den besten Überblick erhalten wir, wenn wir das Zustandsbild nach Symptomgruppen aufgliedern.

A. Symptomgruppe „Hirnleistungsschwäche"

Darüber habe ich keine zuverlässigen Untersuchungen gefunden. Freudenberg (2) erwähnt in ihrer Arbeit über „Leistungs- und Verhaltensstörungen bei kindlichen Epilepsien", daß manche ihrer normalintelligenten Epileptikern Schulschwierigkeiten haben. Sie gibt aber keine genauen Zahlen an und differenziert diese Schwierigkeiten auch nicht näher.

Auf die gleichen Unklarheiten stößt man bei anderen Autoren, so bei Bamberger und Matthes (1, 7) aus dem deutschsprachigen Bereich, bei Lennox (3) und Pond (4), aus dem anglosächsischen Bereich.

Ich selbst schätze aus der klinischen Erfahrung, daß rund ein Viertel der normalintelligenten Epileptiker unter einer Hirnleistungsschwäche leiden. Rund die Hälfte davon sind deswegen gezwungen, eine Sonderschule zu besuchen, die andere Hälfte wird mit Mühe in der Normalklasse mitgeschleppt. Diese Kinder sind wegen ihrer Leistungsschwäche meist nicht in der Lage, nach Abschluß der Volksschule eine höhere Schule zu besuchen.

Ist die Hirnleistungsschwäche ausschließlich oder teilweise durch die Antikonvulsiva bedingt, läßt sie sich durch deren Änderung oft in günstigem Sinne beinflussen. Meist steht man aber zwischen Stühlen und Bänken, indem auf der einen Seite die Epilepsie behandelt werden muß, man auf der andern Seite aber Nebenerscheinungen in Kauf nehmen muß.

B. Symptomgruppe „Höhere Werkzeugstörungen"

Diese Störungen lassen sich zurückführen auf ein Versagen im gestaltpsychologischen Bereich, und zwar kann die Figur-Hintergrund-Relation zu wenig differenziert werden.

Diese Störung läßt sich mit verschiedenen Testmethoden nachweisen. Am meisten verbreitet ist der Gestalttest nach Bender, aber auch einige Untertests des Hawik (Handlungsteil) und der Rorschachsche Formdeutungsversuch eignen sich dazu.

1. Mit dem Rorschach-Test hat sich vor allem Wunderlich (5) beschäftigt. Unter seinen 120 hirngeschädigten Kindern sind 76 Epileptiker, also rund zwei Drittel. Er fand bei 80% dieser Kinder eindeutige Hinweiszeichen auf das Vorliegen eines organischen Strukturwandels. Als Zeichen für einen solchen Strukturwandel sieht er folgende Symptome an: Desintegration und Entdifferenzierung, also ausgesprochen gestaltsorientierte Symptome, ferner Perseverationen und Stereotypien.

2. Freudenberg (2) hat bei ihren Kindern nicht nur den Rorschach-Test, sondern auch den Bender-Gestalttest durchgeführt. Sie untersuchte total 142 normal intelligente epileptische Kinder. Bei 77 davon, also bei rund 55%, zeigten sich deutliche Störungen in der Gestalterfassung.

Bei einer Aufteilung in symptomatische und genuine Formen zeigte sich ein Überwiegen bei den symptomatischen Formen über die genuinen im Verhältnis 6 zu 4.

Wurden die Kinder in die Altersgruppen 3—6 Jahre und über 6 Jahre aufgeteilt, ergab sich folgendes:

Bei den 3—6jährigen ca. 80% gestört, ca. 20% normal.

Bei den über 6jährigen ca. 47% gestört, ca. 53% normal.

Die Autorin führt diese Unterschiede darauf zurück, daß im Alter von 3—6 Jahren (wie sich beispielsweise auch aus dem Mann-Zeichen-Test ergibt) die visuo-motorische Koordination eine entscheidende Entwicklung durchmacht und daß daher die Anfälligkeit in dieser Phase besonders groß ist.

Das hat natürlich auf die Schule einen großen Einfluß. Denn gerade vom schulreifen Kind wird ein gewisses Maß an Gestaltungsfähigkeit gefordert. Besitzt es diese Fähigkeit nicht, kann es sich Buchstaben-, Wort- und Zahlenbilder nur schwer einprägen und reproduzieren. Es stellen sich dann Schwierigkeiten beim Lesen, Schreiben und Rechnen ein. Dabei zeigt sich, daß bei der analytischen Lesemethode, der sogenannten Ganzheitsmethode, diese Schwierigkeiten später in Erscheinung treten als bei der synthetischen Methode. Dies ist auch ohne weiteres verständlich. Denn es ist leichter, sich ein ganzes Wortbild zu merken, als aus Buchstaben ein Wort zu synthetisieren, oder ein ganzes Wort in einzelne Buchstaben zu analysieren.

Ebenso ist es verständlich, daß die Rechenstörungen viel seltener sind. Denn die Zahlenreihen, in denen sich das Kind in den zwei ersten Schuljahren bewegt, sind doch recht einfach und können auch bei gestörter Gestalterfassung mit einem gewissen Drill noch angelernt werden.

Aus diesen Ausführungen ergibt sich, daß bei der Schulreifeprüfung epileptischer Kinder immer ein Test in Anwendung kommen soll, in welchem die gestaltpsychologischen Faktoren gesondert erfaßt werden. Man darf sich dann von den meist guten verbalen Leistungen nicht zu sehr beeindrucken lassen, sondern muß vor allem an die Schwierigkeiten denken, die sich aus der Gestaltschwäche ergeben können.

C. Symptomgruppe „Verhaltensstörungen"

Die beim Epileptiker zu beobachtenden Verhaltensstörungen lassen sich auf einige wenige Grundstörungen zurückführen. Diese sind:

1. verminderte Belastbarkeit,
2. mangelhafte Steuerungsfähigkeit,
3. eingeschränkte Kommunikationsmöglichkeiten.

Mit der Aufzählung dieser Störungen sind wir bereits mitten in der sogenannten Wesensveränderung des epileptischen Kindes drin.

Was diese Wesensveränderung anbetrifft, lassen sich folgende, heute ziemlich allgemein anerkannten Feststellungen machen:

1. Epileptische Kinder *können* in ihrem Wesen verändert sein, *müssen* es aber nicht.

2. Diese Wesensveränderung ist nicht spezifisch, wie dies beim erwachsenen Epileptiker der Fall ist, sondern sie ist weitgehend identisch mit der Wesensveränderung, wie man sie bei den andern hirnorganisch geschädigten Kindern antrifft.

3. Wenn man die Verhaltensstörungen vom Kriterium der mangelhaften

Steuerungsfähigkeit aus beurteilt, lassen sich grosso modo zwei Gruppen unterscheiden:

a) Hyperkinetische Kinder einerseits,

b) Enechetische Kinder anderseits.

Auf die Charakterisierung dieser beiden Gruppen gehe ich nicht ein, da die Symptomatik allgemein bekannt ist.

Dagegen möchte ich ein paar Worte zur Frage der Hyperkinese sagen.

Hyperkinese bedeutet in erster Linie gesteigerte Bewegung. Nun ist an sich die Frage, ob ein Kind sich zuviel oder zuwenig bewegt, außerordentlich subjektiv. Es wäre daher naheliegend, die Hyperkinese objektiv zu messen.

Ich habe eine einzige Arbeit gefunden, in welcher die Bewegungsfrequenz wirklich objektiv gemessen wurde. Diese Arbeit ist im Buch von BIRCH (6) „Brain damage in children" veröffentlicht. Sie stammt von einem Autor namens SHULMAN und wurde im Jahre 1962 in der American Academy of Pediatrics vorgetragen. Ob sie veröffentlicht wurde, ist aus der Literaturangabe nicht zu ersehen.

Dieser Autor untersuchte das Bewegungsausmaß bei einer Gruppe neurologisch geschädigter und einer Gruppe normaler Schulkinder gleichen Alters. Jede Bewegung wurde mit einer Art Uhr registriert, welche die Kinder auf sich trugen und welche bei jeder Bewegung eine Aufzeichnung machte. Der Autor fand keine signifikanten Differenzen im Bewegungsausmaß der beiden Gruppen.

Auf Grund dieses Ergebnisses, welches meines Wissens allerdings bis jetzt nicht nachgeprüft wurde, muß man sich ernsthaft die Frage stellen, ob bei der sogenannten Hyperkinese wirklich ein Übermaß an Bewegung vorliegt, oder ob ein solches nicht bloß durch die Ziellosigkeit und Fahrigkeit der Bewegungen vorgetäuscht wird.

Nun aber zu den Verhaltensstörungen ganz allgemein.

BAMBERGER und MATTHES (7) fanden unter 208 epileptischen Kindern 135, das sind 65%, mit Wesensveränderungen.

FREUDENBERG (2) untersuchte 380 epileptische Kinder und fand bei 205, das heißt bei rund 54%, Wesensveränderungen, und zwar zeigten 142 Kinder vorwiegend erethische und 63 Kinder vorwiegend enechetische Züge.

Die Autorin hat dann diese globalen Zahlen nach den verschiedensten Richtungen hin analysiert und ist dabei zu folgenden Feststellungen gelangt:

1. Bei den symptomatischen Formen ist der Anteil der wesensveränderten Kinder ungefähr 3 × so hoch wie bei den genuinen Formen.

2. Bei den symptomatischen Formen stehen rund 70% erethischen Kindern nur rund 30% enechetische gegenüber.

3. Bei den genuinen Formen sind enechetische und erethische Verhaltensweisen ungefähr gleich häufig.

4. Je stärker die Intelligenz mitbetroffen ist, um so häufiger sind die Wesensveränderungen. Dies ist einesteils darauf zurückzuführen, daß bei ausgedehnten Hirnschäden, die zu einer Oligophrenie führen, auch viel mehr Wesensveränderungen zu erwarten sind und andernteils darauf, daß der gut intelligente Epilep-

tiker natürlich seine Antriebe auch besser kontrollieren kann. So fand die Autorin bei 68 Patienten mit überdurchschnittlicher Intelligenz noch 17, das sind 25%, mit Verhaltensstörungen.

5. Je früher die Hirnschädigung eintritt und je früher die Anfälle sich einstellen, umso eher ist eine Wesensveränderung zu erwarten.

So sind von den pränatal geschädigten Kindern rund 90% wesensverändert, und von den Kindern mit Anfallsbeginn im ersten Lebensjahr rund 80%.

Bei den Kindern beispielsweise, bei denen die Hirnläsion nach dem 3. Lebensjahr stattfindet, sind nur noch rund 30% wesensverändert, und bei Anfallsbeginn nach dem 3. Lebensjahr nur noch rund 37%.

6. In den ersten sechs Lebensjahren steht sowohl bei den symptomatischen wie bei den genuinen Epilepsien die erethisch-hyperkinetische Wesensveränderung ganz im Vordergrund.

Im Alter von 7—9 Jahren beginnt in beiden ätiologischen Gruppen der Anteil der Erethiker langsam zurückzugehen und derjenige der Enechetiker entsprechend zu steigen.

Bei den 10—12jährigen Kindern mit genuiner Epilepsie überwiegt die enechetische Verhaltensweise absolut, bei den symptomatischen Formen macht sie etwa die Hälfte aus.

7. Bei den Kindern mit Grand-mal-Anfällen, fokalen Anfällen und psychomotorischen Anfällen ist der Prozentsatz der Wesensveränderungen etwa gleich groß, nämlich rund 50%.

8. In der Petit-mal-Gruppe ist der Anteil der wesensveränderten Kinder am geringsten bei den Absencen (nämlich nur rund 12%), am höchsten beim Propulsiv-Petit-mal (nämlich rund 83%), während das Impulsiv-Petit-mal mit rund 33% eine Mittelstellung einnimmt.

Eine interessante Arbeit über Verhaltensstörungen bei epileptischen Kindern haben Grunberg und Nuffield (8) im Jahre 1961 aus dem Maudsley-Hospital in London veröffentlicht. Sie verglichen einerseits homologe Gruppen von Epileptikern mit und ohne Verhaltensstörungen und anderseits homologe Gruppen von verhaltensgestörten Kindern mit und ohne Epilepsie. Die Autoren konnten zeigen, daß bei allen verhaltensgestörten Kindern mit oder ohne Epilepsie Milieufaktoren eine wesentliche Rolle spielten, d. h. mit anderen Worten: Epileptiker, die aus geordneten Verhältnissen kommen, zeigen signifikant weniger Verhaltensstörungen als Epileptiker aus ungeordneten Verhältnissen.

Auch hier ist natürlich wiederum dasselbe zu sagen, was ich bei meinem Beispiel angeführt habe: Ein Epileptiker mit einem POS ist in einem geordneten Milieu viel leichter tragbar und seine Symptome werden viel weniger eskaliert, als wenn er sich in einem ungeordneten Milieu aufhält.

Von verschiedenen Autoren ist versucht worden, die epileptische Wesensveränderung testmäßig zu erfassen. Der am meisten verwendete Test ist der Rorschach'sche Formdeutversuch. Die meisten Autoren gingen dabei von der klinischen Anfallsform aus. Die Resultate, die dabei gewonnen wurden, sind ganz uneinheitlich, d. h., es ließ sich weder ein Grand-mal-, noch ein Petit-mal-Rorschach-Syndrom herausarbeiten.

Einen ganz andern Weg hat dann Martha Guiora (9) eingeschlagen. Sie hat sich auf die symptomatische Epilepsie beschränkt und diese nach ätiologischen Gesichtspunkten aufgeteilt. Dabei konnte sie zwei deutlich voneinander unterscheidbare Rorschach-Syndrome herausarbeiten: nämlich ein postenzephalitisch-meningitisches und ein frühkindlich-geburtstraumatisches.

Diese beiden Gruppen hat sie verglichen mit zwei gleichen ätiologischen Gruppen nicht epileptischer Hirnorganiker.

Die beiden Syndrome lassen sich wie folgt charakterisieren:

1. *Das postenzephalitisch-meningitische Syndrom*

Dieses Syndrom ist gekennzeichnet durch „eine Verödung, Leere und Starre des Innenlebens und äußert sich in einer auffallenden Kontaktlosigkeit, einem Mangel an Mitgefühl und an Objektbindungen. In diesem eingeengten Gefühlsleben haben die egozentrischen Tendenzen die Oberhand."

Formale Auswertung des Rorschach Protokolles: 1 bis 0 B, leicht erhöhte Gesamtzahl der Fb, Konfabulationen, Perseveration, armselige Inhalts-Variation.

2. *Das frühkindlich-geburtstraumatische Syndrom*

Dieses ist charakterisiert „durch die innere Unruhe und die explosive Affektivität. Die Beziehung zur Umwelt und zum Mitmenschen ist unberechenbar: hemmungslos-gereizte, ungebändigte Beziehungen, haltlose Affektausbrüche. Das Gefühlsleben ist viel beweglicher als bei den postenzephalitischen Fällen, jedoch ist es labil und unstet. Im Vergleich zum Bild der postenzephalitischen Persönlichkeit, die besonders eintönig, flach und eingeengt ist, fällt hier die Expansion der Persönlichkeit auf."

Formale Auswertung des Protokolles: 0 oder selten 1 B, hohe Zahl von Farbantworten, Tendenz zu Konfabulation, ungewöhnliche Inhalte, niederes Tierprozent.

Bei den Kontrollgruppen, also den nicht epileptischen Hirnorganiker, hat die Autorin genau die gleichen Befunde erhoben, nur etwas weniger ausgeprägt.

Daraus läßt sich der Schluß ziehen, daß die im Rorschach-Versuch festgestellte Wesensveränderung der Epileptiker Ausdruck der hirnorganischen Grundkrankheit ist. Es wird also hier das, was uns bereits die klinische Erfahrung sagt, bestätigt. Bestätigt wird auch die klinische Erfahrung, daß Hirnschädigungen, die zu einem späteren Zeitpunkt auftreten (und dazu gehören die meisten Kinder der postenzephalitisch-meningitischen Gruppe) ein anderes psychopathologisches Zustandsbild machen als die prä-, peri- oder postnatal erworbenen Hirnschäden. Darum spricht z. B. Lempp (10) ja auch vom *früh*kindlichen exogenen Psychosyndrom.

Literatur

1. Matthes, A.: Psychische Veränderungen bei kindlichen Epilepsien. Nervenarzt **32**, 2–7, 1961.
2. Freudenberg, D.: Leistungs- und Verhaltensstörungen bei kindlichen Epilepsien. Bibl. psychiat. neurol. Fasc. 117, Basel–New York: Karger, 1962.
3. Lennox, W. G., and M. A. Lennox: Epilepsy and related disorders. Boston–Toronto: Little, Brown and Company, 1960.
4. Pond, D. A.: Psychiatric aspects of epileptic and brain damaged children. Brit. med. J., **2,** 1378–1382 und 1454–1459, 1961.
5. Wunderlich, Chr: Die Psychodiagnostik des organisch hirngeschädigten Kindes. Stuttgart: Enke Verlag, 1963.
6. Birch, H. (Herausg.): Brain damage in children. New York: The Williams and Wilkins Company, 1963. – Die zitierte Stelle stammt aus dem Beitrag von L. Eisenberg über „Behavioral manifestations of cerebral damage in childhood".
7. Bamberger, Ph., und A. Matthes: Anfälle im Kindesalter. Basel–New York: Karger Verlag, 1959.
8. Grunberg and Nuffield: J. neurol. neurosurg. psychiat. **20,** 65, 1957.
9. Guiora, M.: Beitrag zur Psychodiagnostik der Epilepsie im Kindesalter anhand des Rorschach'schen Formdeutversuches. Bibl. psychiat. neurol. Fasc. 117, Basel–New York: Karger, 1962.
10. Lempp, R.: Frühkindliche Hirnschädigung und Neurose. 2. Aufl. Bern: Hans Huber, 1970.

Anschrift des Verfassers: P. D. Dr. med. A. Weber, Universitäts-Kinderklinik, Steinwiesstraße 75, CH-8032 Zürich, Schweiz.

Zentrale Hör- und Sprachstörungen im Rahmen des organischen Psychosyndroms

Von

J. Graichen

Universitäts-Nervenklinik Tübingen
(Direktor: Prof. Dr. Dr. W. Schulte)
Abteilung für Kinder- und Jugendpsychiatrie, Tübingen, Deutschland
(Leiter: Prof. Dr. R. Lempp)

Mit 4 Abbildungen

Zusammenfassung

Nach einem eingehenden Überblick der Literatur zentraler Hör- und Sprachstörungen werden die differentialdiagnostischen Möglichkeiten des Psychologen dargelegt, die in Diagnose und Therapie dieser Störungen gelegen sind. Die Bedeutung der anwendbaren Tests wird kritisch mitgeteilt und die Ergebnisse eingehender und differenzierter Untersuchungen an einem Krankengut von 60 Kindern zur Diskussion gestellt.

Summary

Central Hearing and Speech Impediments as Parts of the Organic Psycho-Syndrome

After a detailed survey of the literature on central hearing and speech impediments the differential diagnostic measures that the psychologist can apply to diagnosis and therapy are enumerated. The applicable tests are scrutinized and the results of intensive and diffenertiated examinations on 60 child patients presented for discussion.

Unsere Beobachtungen bei der psychologischen Testuntersuchung an frühkindlich hirngeschädigten Kindern haben uns veranlaßt, einen Blick in die otologisch-phoniatrische Literatur zu werfen, um einen Überblick über den dortigen Stand der Forschung auf dem Gebiet zentraler Hör- und Sprachstörungen zu erhalten. Dieses klinische Störungsbild erscheint dort als eine Erweiterung des alten Begriffes der Hörstummheit (Audimutitas). Diesen hat, soweit man sieht, Coen 1888 erstmals verwendet. Das klinische Störungsbild der Hörstummheit, wie es auch heute noch in der phoniatrischen oder pädiatrischen Sprechstunde imponiert, hat er folgendermaßen beschrieben: die Kinder reagieren auf die Hörwahrnehmungen, zeigen keine sichtbaren Zeichen psychischer Zurückgebliebenheit, ihre Sprechorgane weisen keine Anomalien auf, und trotzdem entwickelt sich die Sprache bei ihnen lange nicht, oft nicht einmal in der Vorschulzeit. — In dieser Beschreibung des Störungsbildes werden als wesentliche Charakteristika die erhebliche Verzögerung der Sprachentwicklung trotz Intaktheit des peripheren Hörvermögens und der Sprechwerkzeuge, sowie das Fehlen eines allgemeinen Intelligenzdefektes benannt. Es wird ferner die enge Verknüpfung der Hör- und Sprachfunktionen auch im pathologischen Bereich deutlich. — In den zwanziger Jahren versuchte dann Liebmann eine weitere Differenzierung in die sensorischen, motorischen oder auch gemischten Formen der Hörstummheit.

Etwa gleichzeitig mit der Kritik an dem Begriff der sensorischen Hörstummheit durch Nadoleczny, der ihn als einen Widerspruch in sich erkannte, wurden auch von Nadoleczny und Seemann die ersten Zweifel daran geäußert, ob es sich bei diesem Störungsbild um eine nosologische Einheit handelt. Es wurde ja auch damals beobachtet, daß alle Kinder jenseits des 4. Lebensjahres sprechen lernen, wenn auch fehlerhaft und bisweilen verstümmelt, vorausgesetzt daß nicht erhebliche Defekte der Intelligenz, des peripheren Hörapparates oder der Sprechwerkzeuge vorliegen. Somit bezeichnet der Terminus Hörstummheit seit dieser Zeit nur den Fall einer extremen Ausprägung von verzögerter Sprachentwicklung bei intaktem peripheren Hörvermögen und in Abwesenheit von Defekten der Sprechorgane und der allgemeinen Intelligenz.

Die Ursachen einer verzögerten Sprachentwicklung unterteilte man in der Literatur der zwanziger Jahre in zwei große Gruppen, nämlich die idiotypischen und die paratypischen, deren Darstellung hier nicht wiederholt sei. Bereits in den Jahren des 2. Weltkrieges zeigte sich eine deutliche Verschiebung in der Betonung der angenommenen Ursachen von schweren sprachlichen Entwicklungsverzögerungen in Richtung auf cerebrale Schädigungen. 1944 erschien die viel diskutierte Veröffentlichung Loebells über 9 hörstumme Kinder. In einer späteren Beurteilung dieser Arbeit betonte Arnold, daß das Zahlenverhältnis von 7 Mädchen gegenüber nur 2 Knaben bei diesem Krankengut den Erwartungswerten der Geschlechtsverteilung widerspricht. Die bekannte Benachteiligung des männlichen Geschlechts in bezug auf lange anhaltendes Stammeln, hartnäckige Agrammatismen und eine übermäßige Schwäche im Lesen oder Rechtschreiben schien sich dort nicht auszuwirken, obwohl natürlich die Anzahl der beschriebenen Fälle für eine Beurteilung dieser Frage wohl zu klein war. Ganz ausdrücklich aber beurteilt Arnold die Störungen dieser Fälle als erworbene Hirnleiden. Sie werden als akustische Agnosie folgendermaßen beschrieben:

Bei annähernd normaler, peripherer Hörfähigkeit und Intelligenz stellen sich als wesentliche Einzelheiten des Erscheinungsbildes heraus:

1. die Unfähigkeit des Erkennens von Klängen und Geräuschen, obwohl sie gehört werden (Sprachklänge, Tierlaute, Musikinstrumente oder bewegte Gegenstände wie Schlüsselklappern etc.);
2. die gestörte Schallokalisation;
3. die akustische Unaufmerksamkeit, deretwegen auch starke akustische Reize

keinen Eindruck auf diese Kinder machten, wenn sie etwa in die Betrachtung eines Bilderbuches vertieft schienen;

4. die kurze, auditorische Gedächtnisspanne und
5. erwecken seit dieser Zeit zwei vorher nicht gesehene, positive Eigenschaften dieser Kinder das wissenschaftliche Interesse: sie zeigten nämlich ein auffallen gutes, räumliches Orientierungsvermögen, etwa in fremden Straßen oder Häusern, und ein besonders gutes, optisches Sprachverständnis, d. h. gute Fähigkeit, die Sprache vom Munde abzulesen.

Dieses Syndrom der akustischen Agnosie oder Worttaubheit dürfte als zentrale Störung mindestens in einem erheblichen Teil der Fälle mit verzögerter Sprachentwicklung in unterschiedlicher Ausprägung enthalten sein. Arnold bezeichnete Sprachentwicklungsrückstände mit einer akustischen Agnosie als konstitutionellen Sprachrückstand und sieht als Ursachen dafür frühkindliche oder spätere cerebrale Schädigungen. Und nur wo diese nicht nachweisbar sind, denkt er noch an angeborene, erbliche Sprachschwächen.

Noch entschiedener bringt eine neuere Arbeit aus Leipzig das breite Spektrum zentraler Hör- und Sprachstörungen verschieden intensiver Ausprägung und auch in den Erscheinungsformen späterer Altersstufen in Abhängigkeit von cerebralen Schädigungen. Böhmes 1966 veröffentlichte, otologisch-phoniatrische Untersuchungen an 802 Patienten mit neurologisch gesicherter, frühkindlicher oder späterer Hirnschädigung erbrachte das Vorliegen von Sprachstörungen in 665 Fällen, d. h. 82,9% der Kinder zeigten Sprach- und/oder Hörstörungen zum Teil in mehrfacher Form. Auch der Zusammenhang von frühkindlichen Hirnschäden, besonders eindrucksvoll aber auch von Unfallschäden mit dem Stottersymptom ist hier statistisch nachgewiesen. Eine sensorische oder motorische Hörstummheit konnte in keinem Fall diagnostiziert werden. Stets konnten die Kinder, entsprechend den klinischen Ausfällen, in andere symptomatische Gruppen von Hör- und Sprachstörungen oder von Intelligenzmangel eingegliedert werden. Somit konnte Böhme folgern: „Die nachweisbaren phoniatrischen Symptome werden zum Teil im Schrifttum als hereditäre, dispositionelle oder milieubedingte Erkrankungen beschrieben. Diese „Phänokopien“ lassen sich aber in vollem Umfang und in all ihrer Mannigfaltigkeit auch bei den frühkindlichen Hirnschädigungen feststellen und sind als Symptome einer frühkindlichen Hirnschädigung zu werten“.

Natürlich darf gerade an dieser Stelle nicht übersehen werden, daß Verzögerungen der Sprachentwicklung und alle damit verbundenen Sprach- und Sprechfehler auch in der kinderpsychiatrischen Literatur als Symptome einer frühkindlichen Hirnschädigung mehrfach beschrieben wurden (z. B. v. Stockert, Göllnitz). Böhme geht aber aus dem phoniatrischen Überblick noch einen Schritt weiter, wenn er in seinem 1969 erschienenen Lehrbuch fordert: „Liegen bei Kindern mit einer verzögerten Sprachentwicklung keine zusätzlichen, somatischen Befunde vor, so sollte man auch an eine monosymptomatische Schädigung der Sprachbahnen und -zentren im motorischen und sensorischen Bereich denken, bevor man sich zur Annahme einer idiopathischen oder dispositionellen Ursache entschließt". Bei der Feststellung eines familiären Sprachschwächetyps sensu LUCHSINGER fand auch BÖHME die Schwierigkeit, daß diesbezügliche Angaben durch die Eltern trotz intensiver Befragung nicht immer verwertbar sind.

Mit diesem sehr kurzen Überblick über einige Schwerpunkte der phoniatrischen Forschung, die uns zum Verständnis unserer eigenen Beobachtungen wesentlich erscheinen, sollte versucht werden, zwei allgemeine Tendenzen der dortigen Beurteilung zentraler Hör- und Sprachstörungen darzustellen, nämlich:

1. wurde das Erscheinungsbild der Hörstummheit in jahrzehntelanger Forschung als klinisches Durchgangssyndrom für Sprachentwicklungsstörungen verschiedener Ätiologie und Ausprägung erkannt und somit als nosologische Einheit aufgelöst;
2. stehen heute in otologisch-phoniatrischer Sicht unter den in Frage kommenden Ursachen einer verzögerten Sprachentwicklung und den damit verbundenen Sprach- und Sprechfehlern cerebrale Schädigungen an erster Stelle.

Hier liegt natürlich der Berührungspunkt mit den jugend-psychiatrischen Interessen. Wenn nämlich frühkindliche Hirnschädigungen in einem so hohen Prozentsatz Hör- und Sprachstörungen mit sich bringen, wird die Sicherung der Diagnostik und Behandlung dieser Kinder im selben Maße vordringlich, wie deren Anzahl im Anwachsen begriffen ist.

Wir wollen heute noch einen Blick auf den spezifischen Anteil zur Differentialdiagnose werfen, den der Psychologe innerhalb der kinderpsychiatrischen Untersuchung dieser Kinder zu leisten hat. Es kommt für ihn in erster Linie darauf an, die Intelligenz hör- und sprachgestörter Kinder in verschiedenen Dimensionen zu erfassen, denn hauptsächlich durch das gleichzeitige Vorliegen wesentlich besserer visuell-praktischer Leistungen neben den schlechten sprachlichen Fähigkeiten unterscheiden sich diese Kinder von den allgemein minderbegabten.

Ausgangspunkt unserer psychologischen Bemühungen um einen Überblick über diese spezifische Problematik war unser Erstaunen über die Befunde der Intelligenzprüfung an neurologisch gesichert, frühkindlich hirngeschädigten Kindern, die eben nicht das in der psychodiagnostischen Literatur, etwa von WEWETZER, WECHSLER oder WUNDERLICH beschriebene Bild der Leistungsminderungen im Bereich der visuellen Gestalterfassung aufwiesen, sondern beobachtungs- und zahlenmäßig deutliche Leistungsminderungen auf dem Gebiet des Sprachverständnisses, des verbal-auditiven Gedächtnisses und des sprachlichen Ausdrucksvemögens. Damit zeigten diese Kinder — zum Teil noch im Schulalter — den zur Differentialdiagnose zentral hör- und sprachgeschädigter Kinder geforderten Kernbefund der auffälligen Leistungsdiskrepanz zwischen dem retardierten Sprachvermögen und einer normal oder sogar besonders gut entwickelten visuell-praktischen Intelligenz.

Nach der Beobachtung an einzelnen, sehr typischen Fällen suchten wir zunächst nach einem verläßlichen Maß für vergleichende Voruntersuchungen. Dabei stießen wir auf etliche Schwierigkeiten, nämlich: eine exakte Testuntersuchung mit sprachretardierten Kindern im Vorschulalter ist nur mit einem recht erheblichen Zeitaufwand durchführbar, der die Möglichkeiten einer ambulanten Untersuchung häufig übersteigt. Diese Kinder benötigen nicht nur sehr viel Zeit, um zu einem Aufgabeverständnis zu gelangen, sondern auch zur Überwindung ihrer erheblichen Initialhemmungen. Hinzu kommt, daß die häufig kontaktablehnende Haltung eine exakte Messung der Leistungsfähigkeit verunsichert. Noch gewichtiger aber dürften die methodischen Schwierigkeiten sein, die sich hier einer wissenschaftlichen Voruntersuchung entgegenstellen. Es gibt zwar neben den Entwicklungstests und den Stufentests nach der Konzeption Binets Leistungsprüfverfahren auf isolierten Gebieten, aber es fehlt an geeichten Parallelverfahren, die den Leistungsvergleich verschiedener psychischer Funktionsbereiche exakter als nur geschätzt ermöglichen. Natürlich kann man beispielsweise die visuell-praktischen Fähigkeiten eines 5jährigen Kindes mit dem sprachfreien Test von Snijders-Oomen messen, aber dessen Ergebnisse nicht direkt mit einem für die gleiche Altersstufe verfügbaren Stufentest vergleichen.

Aus diesen und anderen Gründen verzichteten wir für unsere Voruntersuchung auf die Kinder unter 6 Jahren und wählten als Meßmethode den Hawik aus, der mit seinen beiden Testhälften vergleichbare Leistungsmaße für die sprachliche und die visuell-praktische Intelligenz bietet. Die für die Konstruktion dieses Tests zugrunde gelegte Konzeption der Intelligenz mit einem allgemeinen Faktor, je einem Faktor für die sprachlich und die praktische Intelligenz und etlichen spezifischen Leistungsfaktoren durch Wechsler wurde in den Faktoren-Analysen von Kerékjartó und Schmidt im Wesentlichen bestätigt, obschon bei einzelnen Subtests in verschiedenen Altersstufen unterschiedliche Faktorenladungen auftraten. Bei der Standardisierung dieses Tests war von den Autoren geplant, eine Abweichung von O Punkten zwischen dem Verbalteil und dem Handlungsteil zu erzielen. Dies läßt sich für den konkreten Einzelfall kaum erreichen. Tatsächlich fand Seashore in der amerikanischen Fassung des Wechsler einen Median der Abweichung zwischen den Verbal-IQs und den Handlungs-IQs von 8 Punkten, die in allen untersuchten Altersgruppen gleich hoch und nach beiden Seiten hin symmetrisch verteilt lag; d. h. daß in sämtlichen Altersstufen, die dieser Test erfaßt, der Handlungsteil den Verbalteil etwa gleich oft überwiegt wie umgekehrt. Damit ist schon bei Seashore die dringende Warnung vor einer voreiligen Interpretation kleiner Differenzen zwischen dem Verbal-IQ und dem Handlungs-IQ ausgesprochen. — Um dieser Gefahr zu entgehen, benutzten wir die Ergebnisse einer Zusatzberechnung für die deutsche Fassung des Hawik von Schmalohr, nach der eine Abweichung von 11 und mehr Punkten zwischen den IQs im Verbal- und Handlungsteil als signifikant angesehen werden kann. Nach der bei Seashore angeführten Skala würde eine solche Abweichung in der amerikanischen Fassung einem Prozentrang von 65 und mehr entsprechen. Auch die von Schmalohr für jeden Subtest angeführten Streuungsmaße haben wir verwendet, um signifikante Abweichungen der Scores in den Subtests vom individuellen Leistungsniveau zu erfassen, und haben dieselben kumulativ für die gesamte Anzahl der hier erfaßten Kinder dargestellt. Bei der Interpretation dieser Ergebnisse muß man natürlich im Hinblick auf die unterschiedliche Zuverlässigkeit der Subtests recht vorsichtig verfahren.

Das in unserer Voruntersuchung erfaßte Krankengut besteht nun aus insgesamt 60 Kindern und Jugendlichen vom 7. bis zum 16. Lebensjahr, die im Verlauf von etwa $1^1/_2$ Jahren mit dem HAWIK getestet wurden und dabei eine signifikante Differenz zwischen den Leistungen im Verbalteil und im Handlungsteil zugunsten des Handlungsteils im oben ausgeführten Ausmaß aufwiesen. Wir richteten damit unseren Blick auf eine Gruppe von Kindern und Jugendlichen mit einem Überwiegen der visuell-praktischen Fähigkeiten, das bei der Prüfung der geistigen Leistungsfähigkeit von zentral hör- oder sprachgestörten Kindern als Kernsymptom zu erwarten ist. Indem wir hier die Altersstufen der ersten 6 Lebensjahre unbeachtet ließen, finden sich in unserem Untersuchungsgut naturgemäß nur solche Kinder, die durchweg schon in der Lage waren, sprachliche Äußerungen zu verstehen und auch von sich zu geben. In unserer Kulturform haben ja in den ersten 6 Lebensjahren eines Kindes in jedem Falle viele Differenzierungs- und Lernvorgänge auch im verbal-akustischen Bereich der Intelligenz stattgefunden. Die Kinder zeigten also auf Grund ihrer Lerngeschichte keinesfalls mehr das gravierende Störungsbild einer akustischen Agnosie, wie man es in der oben beschriebenen Form im Kleinkindalter findet, wohl aber — wie wir später zeigen wollen — eine Reihe von Leistungsminderungen hinsichtlich der Kapazität der verbal-akustischen Informationsaufnahme, der Sinnerfassung der Sprache und vor allem im sprechmotorischen und sprachlichen Ausdrucksvermögen. Fälle mit Störungen des peripheren Hörvermögens wurden in dieser Gruppe nicht aufgenommen. Einige der Kinder wurden mit einem zusätzlichen Vergleich mit dem BENTON-Test und dem Sätzenachsprechen aus verschiedenen Stufentests überprüft.

Vor der Darstellung der zahlenmäßigen Ergebnisse aus unserer Voruntersuchung sei noch ein kurzer Hinweis auf die Verhaltensbeobachtung bei diesen Kindern gestattet. Alle benahmen sich während der Testuntersuchung sehr unterschiedlich. Bei verbalen Aufgaben wirkten sie lahm, bisweilen stumpf, immer

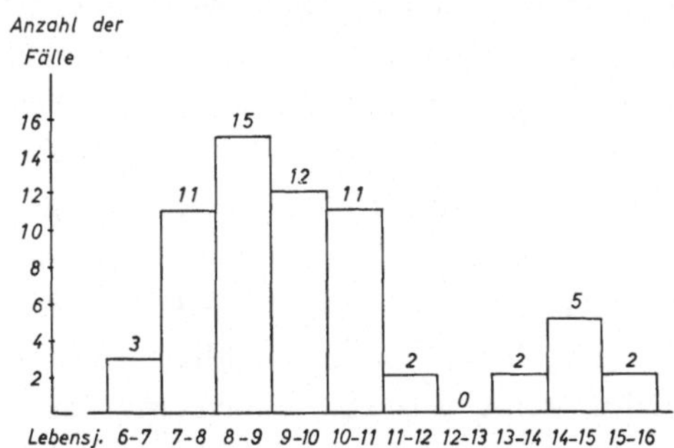

Abb. 1. Die Verteilung der Altersstufen
N = 60

wenig interessiert, schnell resignationsbereit oder ängstlich; andere wieder fingen bei den vielen Kenntnislücken an zu kaspern oder zeigten verschiedene Leerlaufhandlungen. Fast immer kam es zu auditiven Mißverständnissen und Verwechslungen von Begriffen. Auffallend war ferner das gehäufte Nachfragen nach Details der Aufgabestellung und das fast regelmäßig erschwerte Aufgabeverständnis und dessen Instabilität. In sämtlichen Fällen aber waren die Kinder wie ausgewechselt bei den sprachfreien Aufgaben. Vielfach war das Aufgabeverständnis bereits durch die Vorlage des Testmaterials ohne ausdrückliche Erklärung erreicht. Plötzlich arbeiteten dieselben Kinder sehr eifrig, planvoll und schnell, aber auch zielbewußt und erfolgssicher. Diese Beobachtungen erwiesen sich als unabhängig von der Reihenfolge der Darbietung der Aufgabenarten.

Die Ergebnisse der Voruntersuchungen

Die Altersverteilung der 60 untersuchten Fälle zeigt eine starke Häufung um das 8. bis 11. Lebensjahr mit dem Gipfel im 9. Lebensjahr. Ein zweiter, viel

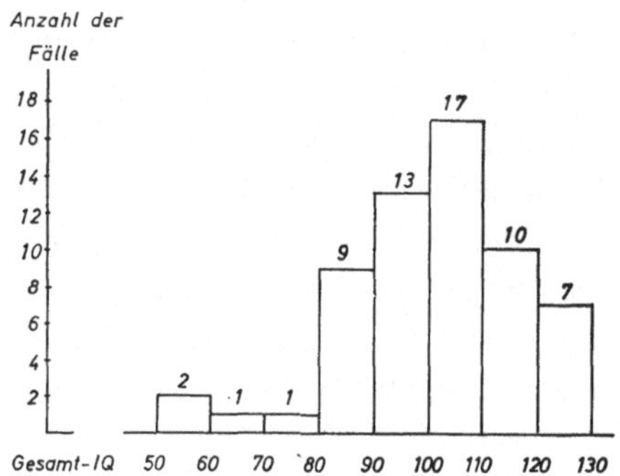

Abb. 2. Die Verteilung der Begabungshöhen bei Kindern und Jugendlichen mit signifikanter Abweichung zwischen dem Verbal-IQ und dem Handlungs-IQ im Hawik. Verbalteil < Handlungsteil N = 60

geringerer Gipfel zeigt sich noch einmal um das 15. Lebensjahr. Vermutlich stehen diese Ergebnisse im Zusammenhang mit den Einweisungsgründen, unter denen Schulschwierigkeiten weitaus dominieren. Dann aber finden sich auch manche allgemeinen Erziehungsschwierigkeiten, auf die später näher eingegangen werden soll. Zu diskutieren und durch genauere Analysen zu klären wäre auch die Frage, ob sich die untersuchten Diskrepanzen zwischen den verbalen und den visuell-praktischen Intelligenzleistungen im Laufe der individuellen Entwicklung verändern und vielleicht ausgleichen.

In der untersuchten Gruppe finden sich 46 Knaben gegenüber 14 Mädchen.

Besonders interessant scheint ein Blick auf die Höhe der allgemeinen Intelligenz dieser Kinder zu sein. Obwohl ein Gesamt-IQ bei einer großen Diskrepanz zwischen den Testteilen zur Beschreibung der allgemeinen Leistungsfähigkeit im konkreten Fall natürlich wenig aussagt, haben wir ihn zur Beurteilung der Frage herangezogen, auf welchen Stufen der Leistungsfähigkeit sich derart signifikante Abweichungen von verbaler und visuell-praktischer Intelligenz finden. Nach unserem Untersuchungsergebnis ist zu vermuten, daß sich isolierte Leistungsminderungen auf sprachlichem Gebiet in allen Begabungsstufen und sogar in einer normalen Verteilung finden. Diesen Befund muß man sicherlich bei der Diskussion über die Ursachen von verminderter sprachlicher Leistungsfähigkeit berücksichtigen. Endgültige Aussagen dürften aber erst durch Untersuchungen an Vergleichsgruppen möglich werden. Newman und Loos fanden zum Beispiel bei ihrer Gruppe von hirngeschädigten, schwachsinnigen Kindern, daß keine der beiden Testhälften häufiger dominierte als die andere. Dies würde bedeuten, daß unter frühkindlichen oder späteren Hirnschädigungen ebenso häufig eine Beeinträchtigung der sprachlichen wie der visuell praktischen Leistungsfähigkeit oder beider Seiten zu finden ist. Für uns stehen Untersuchungen an Vergleichsgruppen noch aus.

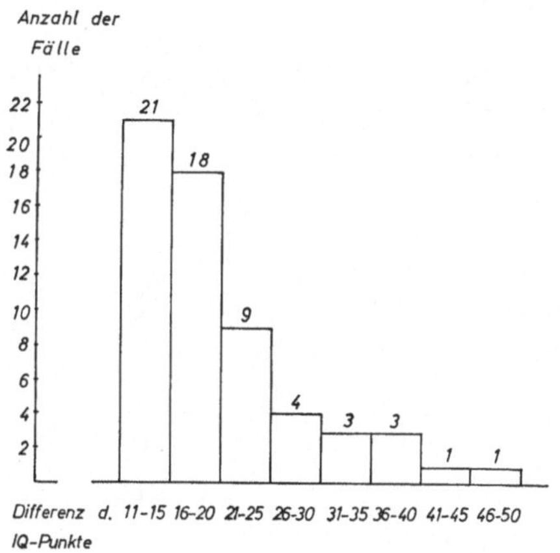

Abb. 3. Skala der IQ-Differenzen
N = 60

Die Häufigkeit des Auftretens der einzelnen IQ-Differenzen entspricht in ihrer Regelmäßigkeit den Erwartungswerten der von Seashore aufgestellten Prozentrangskala. Am häufigsten finden sich Differenzen von 11 bis 15 IQ-Punkten. Sodann findet sich eine regelmäßige Abnahme der Häufigkeiten des Auftretens größerer Differenzen. Die beiden extremsten Differenzen, die wir hier beobachten konnten, betragen 44 und sogar 48 IQ-Punkte. Man möge sich an dieser Stelle an die oben gemachten Bemerkungen zur Verhaltensbeobachtung erinnern, die etwa den Fall eines 8jährigen Jungen illustrieren, der einen Verbal-IQ = 91 neben einem Handlungs-IQ = 139 erreichte.

Bei der Betrachtung der Einzelleistungen fällt die Häufung von signifikant schlechten und guten Leistungen in einzelnen Subtests ins Auge, die wir einmal kumulativ aufgezeichnet haben.

Summen der signifikanten Abweichungen vom individuellen Leistungsniveau der Scores in den Subtests bei Kindern und Jugendlichen mit einer Abweichung zwischen dem Verbal-IQ und dem Handlungs-IQ im Hawik von 11 oder mehr Punkten.

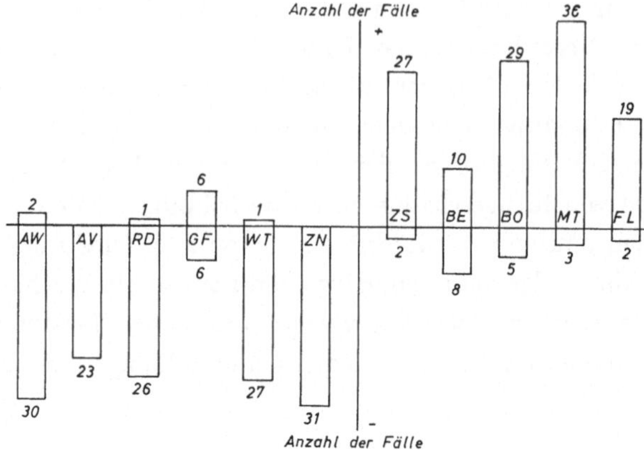

Abb. 4. Die Summen der signifikant vom individuellen Leistungsniveau abweichenden Scores in den Subtests des Hawik; N = 60

N = 60

	erhöht	erniedrigt
Allgemeines Wissen	2	30
Allgemeines Verständnis	—	23
Rechnerisches Denken	1	26
Gemeinsamkeiten Finden	6	6
Wortschatz	1	27
Zahlen nachsprechen	—	31
Zahlen-Symboltest	27	2
Bilder Ergänzen	10	8
Bilder Ordnen	29	5
Mosaik-Test	36	3
Figuren Legen	19	2
N = 60		

Am stärksten häufen sich die schlechten Leistungen beim Zahlennachsprechen (in 31 Fällen, d. h. 51,7%). Es folgen die Subtests Allgemeines Wissen (30 Fälle = 50%), der Wortschatztest (27 Fälle = 45%), das praktische Rechnen 26 Fälle = 44%). Aber auch das allgemeine Verständnis (23 Fälle = 38%) zeigt häufig signifikante Leistungsminderungen. Zur Erklärung dieser niedrigen Werte bietet sich die Verhaltensbeobachtung an, nach der die Kinder ganz deutlich oft nur einen Teil der Fragestellung aufnehmen und daher falsch antworten. Die ungenügende Differenzierung des verbal-auditiven Wahrnehmungsbildes und die kurze auditorische Gedächtnisspanne verderben das Verständnis für die teilweise recht langen und geschachtelten Sätze der Aufgaben dieses Subtests. Ferner ist zu vermuten, daß gerade bei diesem Subtest mit seinem nicht sehr hohen Zuverlässigkeitskoeffizienten auf verschiedenen Entwicklungsstufen unterschiedliche Faktoren der Begriffsbildung bei der Lösung wirksam sind, wie dies von WEWETZER in analoger Weise für die Lösung bei Aufgaben der visuellen Gestaltgliederung aufgezeigt wurde. – Ebenso auffällig aber wie die erwartet schlechten Leistungen in einzelnen Subtests im Verbalteil sind auch die Häufungen signifikant guter Leistungen in der visuellen Gestaltgliederung und Detailerfassung, hauptsächlich bei abstrakten Mustern, nämlich im Mosaiktest (36 Fälle = 60%). Nimmt man noch die guten Leistungen im Bilderordnen (29 Fälle = 48%) und im Zahlensymboltest (27 Fälle = 45%) hinzu, so findet man die oben erwähnten, phoniatrischen Beobachtungen von besonders guter räumlicher Orientierung und optischer Detailerfassung bestätigt. Auffällig ist aber auch, wie stark sich diese Aufzeichnung der signifikanten Leistungsminderungen und -erhöhungen an das bei WECHSLER angeführte Leistungsprofil der sogenannten „jugendlichen Psychopathen“ annähert.

Das Ergebnis aus dem zusätzlichen Leistungsvergleich zwischen dem BENTON und dem Sätzenachsprechen ist nur vorsichtig zu interpretieren, da aus Zeitgründen nicht in jedem Falle beide Aufgaben durchgeführt werden konnten. Immerhin erweist sich das Sätzenachsprechen als Einzelaufgabe von deutlichem Aussagewert für die untersuchten Fälle, da hierbei 78% aller Kinder außerordentlich schlechte Leistungen erzielten. Weitere Differenzierungen dieser Aufgabe erscheinen daher sehr lohnend. Die Leistungen im BENTON waren, wie man schon fast erwarten möchte, in nur 15% der Fälle erniedrigt, dagegen in 50% sogar erhöht.

Nach diesem ersten Überblick sind wir der Auffassung, daß sich hinter diesen Leistungsbildern eine zentrale Schwäche der höheren auditiven Gestaltgliederung, der sprachlichen Sinnerfassung und damit der sprachlichen Ausdrucksfähigkeit analog der isolierten, visuellen Gestaltgliederungsschwäche aus dem Achsensyndrom der frühkindlichen Hirnschädigungen verbirgt. Wir sehen darin eine noch im Schulalter zu beobachtende Form von zentralen Hör- und Sprachstörungen auf einer höheren Alters- und Entwicklungsstufe. Wir sind aber auch aus Beobachtungen in anderen Fällen heraus in der Lage, ebenfalls die Möglichkeit von gleichzeitigem Vorliegen ähnlicher Störungen in beiden Bereichen der Wahrnehmung anzunehmen, deren Abklärung wir in anderen Untersuchungen vornehmen wollen.

In der hier vorgelegten Voruntersuchung wurden sodann die sehr sorgfältig erhobenen Anamnesen der 60 Kinder aufgeschlüsselt nach dem Gesichtspunkt, ob eine frühkindliche oder spätere Hirnschädigung von hier aus in Frage kommt oder nicht. Bei insgesamt 39 der 60 Kinder, also bei 65%, gab es Hinweise auf mögliche prä-, peri- oder postnatale Schädigungen, spätere Erkrankungen mit cerebraler Beteiligung oder hirntraumatischer Unfälle. – Die abgeleiteten EEG's zeigten bei 62% aller Fälle Abweichungen vom Normalbild.

Daneben wurde von den Eltern bei 51,7% der Kinder eine verzögerte psychomotorische Entwicklung angegeben. Hiervon war wieder der Sprechbeginn am häufigsten verspätet, in 15 Fällen isoliert und bei weiteren 8 Fällen in Verbindung mit einer allgemeinen Verzögerung der psychomotorischen Entwicklung.

Noch auffälliger aber ist der Prozentsatz der im Schulalter noch bestehenden Sprach- und Sprechstörungen bei unseren Kindern mit signifikant schlechteren Leistungen im Verbalteil des WECHLER. Wir haben diese Störungen aufgegliedert in Stammeln, Sigmatismen, Agrammatismen, Stottern und Poltern. Hier fanden sich bei 47 Kindern, d. h. bei 78,3%, Störungen in einer oder mehreren der genannten Formen. An erster Stelle standen die Agrammatismen mit 51,7%, dann folgen Stammeln mit 36,6% und Stottern mit 23,3%.

Aus dem Ergebnis dieser Voruntersuchung möchten wir einen Zusammenhang nicht unerheblichen Ausmaßes zwischen dem Symptom einer isolierten Minderung der gesamten sprachlichen Fähigkeiten mit frühkindlichen oder späteren Hirnschädigungen annehmen. Im Hintergrund der Leistungsminderungen auf sprachlichem Gebiet beobachten wir in verschiedener Ausprägung zentrale Störungen der verbal-auditiven Gestaltgliederung, des entsprechenden Speichervermögens und damit der sprachlichen Begriffsbildung. Die Ergebnisse von BÖHME's Arbeiten über einen Zusammenhang zwischen frühkindlichen oder späteren Hirnschädigungen mit Hör- und Sprachstörungen scheinen sich hier im psychologischen Befund der Intelligenzleistungen im HAWIK zu bestätigen.

In einem letzten Wort sei noch auf die Bedeutung einer solchen auditiven Gestaltgliederungsschwäche und Minderung der Hör- und Sprachfähigkeiten hingewiesen, die sie für die Entwicklung des davon betroffenen Kindes hat. Hierzu ein Blick auf die Anlässe der Untersuchung bei dem hier geschilderten Krankengut. Bei 51 von den 58 bereits eingeschulten Kindern, d. h. bei 87,9%, lagen sehr erhebliche Schulschwierigkeiten mit dem Schwerpunkt in der Rechtschreibung vor. An dieser Stelle ist ein Rückblick auf die Intelligenzverteilung der untersuchten Gruppe unerläßlich. Schulschwierigkeiten gab es somit auch bei überdurchschnittlich begabten Kindern. Dabei ist bemerkenswert, daß sich fast alle Kinder auf dem ihrem niedrigen Verbal-IQ entsprechendem Schulniveau befinden. Dies bedeutet, daß schulische Leistungsprobleme bestehen, obwohl die Gesamt-Leistungsfähigkeit deutlich über dem Niveau der schulischen Anforderungen liegt. Das wird verständlich, wenn man bedenkt, daß die gesamte schulische Wissensvermittlung vorwiegend oder ausschließlich über das Medium der Sprache geschieht, die hier durch die geschilderten zentralen Störungen nur mangelhaft beherrscht wird. Die früher in Fällen mit einer schweren Ausprägung der Störung geübte Praxis, das Kind in eine Gehörlosenschule zu schicken, ist natürlich ebenso unbefriedigend. Es fehlt bislang an Möglichkeiten einer spezifischen Ausbildung dieser Kinder mit systematischer Übung der Sprachfähigkeiten neben Möglichkeiten, auch die viel besseren praktischen Fähigkeiten einmal einzusetzen, um den Kindern ein gesunderes Selbstwertgefühl zu vermitteln und nicht jahrelange Minderleistungen auf sprachlichem Gebiet ohne Ausgleich zuzumuten. Sicherlich wird man das Ausmaß an sekundären Auswirkungen zentraler Sprachstörungen nur erfassen, wenn man bedenkt, daß es sich ja eben nicht um eine durchgehende

Schwachbegabung handelt, sondern daß diese Kinder ihre Mißerfolge in der Schule sehr empfindlich registrieren. Der Blick auf die letzte Rubrik unserer Untersuchungen scheint noch ein Bild der inneren Verfassung dieser Kinder zu geben. Es zeigten nämlich 51% von ihnen auch erhebliche Erziehungsschwierigkeiten wie Kaspern, Trotzhaltungen, Agressionen, Lügen, Diebstähle usw. Möglicherweise findet hier die früher bei derartigen intellektuellen Leistungsbildern diagnostizierte, sogenannte „schulische Verwahrlosung bei jugendlichen Psychopathen" in einer Vielzahl von Fällen ihre Erklärung in isolierten Werkzeugstörungen, die eine harmonische Entwicklung des Kindes verunsichert haben, nämlich in zentralen Hör- und Sprachstörungen, denen eine frühkindliche Hirnschädigung zugrunde liegt.

Literatur

Arnold, G. E.: Angeborene Worttaubheit: akustische Agnosie, Z. f. Laryngol. Rhinol., **39,** 52–59 (1960)

— In: Luchsinger und Arnold: Lehrbuch d. Stimm- u. Sprachheilkunde, 2. Aufl., Wien: Springer, 1959.

Böhme, G.: Störungen der Sprache, der Stimme und des Gehörs durch frühkindl. Hirnschädigungen, Jena: VEB Gustav-Fischer-Verlag, 1966.

— Stimm-, Sprach- und Hörstörungen, Jena: VEB Gustav-Fischer-Verlag, 1969.

Coen: Die Hörstummheit und ihre Behandlung, Wien, 1888, zit. nach Seemann.

Göllnitz, G.: Die Bedeutung der frühkindl. Hirnschädigung für die Kinderpsychiatrie, Leipzig: G. Thieme, 1954.

Gutzmann, H.: Sprachstörungen und Erblichkeit, Med. Klinik **30,** 256–258, 1934.

Hardesty, F. P., und H. J. Priester: Handb. f. den Hamburg-Wechsler-Intelligenztest f. Kinder, 3. Aufl., Bern und Stuttgart: Huber, 1966.

Huffmann, G.: Das neurologische und psychiatrische Defektsyndrom bei frühkindl. Hirnschaden, Stuttgart: G. Thieme, 1968.

Kerekjarto, M. v., und G. Schmidt: Faktoren-Analyse des Hamburg-Wechsler-Intelligenztests für Kinder, Diagnostica **8,** 95–110 (1962).

Lempp, R.: Frühkindliche Hirnschädigung und Neurose, Bern: Huber, 1964.

Liebmann: Hörstummheit, Berlin, 1925.

Loebell, H.: Seelentaubheit, Arch. Ohr.-Nas.-Kehlk. Heilkunde **154,** 157–164 (1944).

Luchsinger, R.: Geräuschaudiometrische Nachprüfungen sensorischer Formen von Hörstummheit (zentrale Schwerhörigkeit), Folia phoniat. **8,** 247–260 (1956).

— Die Vererbung von Sprach- u. Stimmstörungen, Folia phoniat. **11,** 7–64 (1959).

— G. E. Arnold: Lehrbuch der Stimm- und Sprachheilkunde, 2. Aufl., Wien: Springer, 1959.

Nadoleczny, M.: Kurzes Lehrbuch der Sprach- u. Stimmheilkunde, Leipzig: Vogel, 1926.

Newman, J. R., and F. H. Loos: Differences between Verbal and Performance IQ's with Mentally Defective Children on the Wechsler Intelligence Scale for Children, J. consult. Psychol., **19,** 16 (1955).

Schilling, A.: Sprachstörungen (einschl. Hörstummheit u. Seelentaubheit) bei Zerebralparetikern u. ihre Behandlung unter besonderer Berücksichtigung des Hörtrainings, Jahrb. d. Fürsorge f. Körperbehinderte, Stuttgart: G. Thieme, 1962.

Seashore, H. G.: Differences between Verbal and Performance IQ's on the Wechsler Intelligence Scale for Children, J. consult. Psychol., **15,** 62–67 (1951).

Seemann, M.: Die Bedeutung der Zwillingspathologie für die Erforschung von Sprachleiden, Arch. Sprach- und Stimmheilkunde, **1**, 88–98 (1937).
– Sprachstörungen bei Kindern, 1. Aufl., C. Marhold, Halle 1959; 3. Aufl., Berlin: VEB Volk u. Gesundheit, 1969.
Stockert, v.: Einführung in die Psychopathologie des Kindesalters, 2. Aufl., Berlin, 1949.
– Zentrale Hörstörungen, Fortschr. Neurol. Psychiat., **22**, 457–472 (1954).
Wechsler, D., A. Hardesty und H. Lauber: Die Messung der Intelligenz Erwachsener, Textband, Bern: Huber, 1956.
Wewetzer, K. H.: Das hirngeschädigte Kind, Stuttgart: G. Thieme, 1959.
– Intelligenztests für Kinder im Handb. der Psychol., Herausg. R. Heiss, Bd. 6, 200–225, Göttingen, 1964.
Wunderlich, Ch.: Die Psychodiagnostik des organisch hirngeschädigten Kindes, Stuttgart: Ferdinand-Enke-Verlag, 1963.

Anschrift des Verfassers: Dipl.-Psychologe Johannes Graichen, Klinisches Jugendheim, Abt. für Jugendpsychiatrie und Neurologie, Osianderstr. 22, D-74 Tübingen, Deutschland.

Zum Problem des Zusammenhanges zwischen EEG und psychologischen Daten

Von

Gertrud Danninger

Neurologisches Krankenhaus der Stadt Wien, Rosenhügel,
Abteilung für entwicklungsgestörte Kinder und
Ludwig Boltzmann-Institut zur Erforschung kindlicher Hirnschäden, Wien, Österreich
(Vorstand: Prim. Univ.-Doz. Dr. Andreas Rett)

Zusammenfassung

Eine Prüfung des Zusammenhanges von EEG geordnet in die Gruppen unauffällig, leicht auffällig und schwer auffällig und psychologischen Daten (Hawik: Gesamt-IQ, Verbal-IQ, Handlungs-IQ, Zahlennachsprechen, Mosaik-Test, Figurenlegen sowie Matrizentest) ergab weder für die Differenz zwischen Verbal- und Handlungs-IQ in den einzelnen EEG-Gruppen noch für die Mittelwertsunterschiede der Gesamt-IQs, Verbal-IQs und Handlungs-IQs in der Gegenüberstellung der EEG-Gruppen unauffällig — stark auffällig bzw. leicht auffällig — stark auffällig signifikante Werte. Die geringste Wahrscheinlichkeit von zwischen 5 und 10% wurde beim Mittelwertsunterschied der Handlungs-IQs zwischen leicht und schwer auffälligen EEGs gefunden. Außerdem sind die Streuungen der Handlungs-IQs bei unauffälligem und leicht auffälligem EEG signifikant höher als die Streuungen der Verbal-IQs. Die Wahrscheinlichkeit der Differenz zwischen Verbal- und Handlungs-IQ ist bei unauffälligem und leicht auffälligem EEG nicht signifikant, beträgt aber nur zwischen 5 und 10%. Bei der Prüfung des Zusammenhanges zwischen einzelnen Subtests und den EEG-Gruppen fanden wir beim leicht auffälligen EEG einen signifikanten Streuungsunterschied zwischen Mosaik-Test und Figurenlegen. Außerdem haben die Mittelwertsunterschiede beim Zahlennachsprechen in der Gegenüberstellung von leicht auffälligem und stark auffälligem EEG nur eine Wahrscheinlichkeit zwischen 5 und 10%. Die Prüfung mit der Chi-Quadrat-Methode ergab für Zahlennachsprechen und EEG einen signifikanten Wert, für Figurenlegen und EEG eine Wahrscheinlichkeit zwischen 5 und 10%. Ob und inwieweit sich die bisher gefundenen Werte durch eine größere Anzahl von Fällen verschieben, wollen wir weiter prüfen.

Summary

The Problem of the Correlation between EEG Readings and Psychological Data

An examination of the correlation of EEG readings, grouped as normal, slightly abnormal and severely abnormal, and psychological data (WISC: total IQ, verbal IQ, performance IQ, digit span, block design, object assembly and Progressive Matrices Test) yielded no significant values, neither in the difference between verbal and performance IQs in the various EEG groups nor in the mean differences of total IQs, verbal IQs and performance IQs in the comparison of the EEG groups normal — severely abnormal and slightly abnormal — severely abnormal. The slightest probability of between 5 and 10% was found in the mean difference of performance IQs between slightly and severely abnormal EEGs. Furthermore, the variation in performance IQs with normal and slightly abnormal EEGs is significantly higher than the variation of verbal IQs. The probability of the difference between verbal and performance IQs is not significant with normal and slightly abnormal EEGs, but only amounting between 5 and 10%. On examining the correlation between individual subtests and EEG groups, we found a significant difference of the variations between the block design and object assembly an cases of slightly abnormal EEGs. Moreover, the mean differences in digit span between the groups with slightly abnormal and severely abnormal EEGs have a probability factor of between only 5 and 10%. Examination with the chi-square method yielded a significant value for digit span and EEG, for object assembly and EEG a probability of between 5 and 10%. Whether and to what extent the values found so far will be displaced by a larger sample will be examined further.

Aus der Vielzahl von Befunden einer Abteilung für cerebralorganisch geschädigte Kinder stellte sich uns immer wieder die Frage nach dem Zusammenhang zwischen EEG und psychologischen Ergebnissen.

Wir wissen, daß seit Jahrzehnten versucht wird, gesicherte Zusammenhänge zwischen EEG-Variablen und verschiedenen psychologischen Tests festzustellen. Im Hinblick auf unsere Arbeit interessierten uns in erster Linie die Bemühungen, in Frequenz- und Amplitudenunterschieden des EEG Korrelate zur Intelligenz zu finden. KREEZER, KNOTT, SHAGASS aus älterer Zeit sowie GASTAUT, VOGEL & BROVERMAN und ELLINGSON aus den letzten Jahren, um nur einige zu nennen, beschäftigten sich mit diesem Problem und kamen zum Teil zu einander widersprechenden Ergebnissen.

Für die freundliche Hilfe beim Zusammenstellen der Literatur möchte ich an dieser Stelle Herrn Univ.-Prof. Dr. G. GUTTMANN herzlich danken.

Das Material wurde nicht für wissenschaftliche Zwecke erhoben, sondern erstand aus praktischen Erfordernissen.

Wir konnten schließlich 56 Fälle auswählen, bei denen ein vollständiger HAWIK, der CPM und ein EEG vorlagen. Wir wollen ausdrücklich darauf hinweisen, daß wir mit den genannten psychologischen Verfahren nur äußerst selten hochgradig Schwachsinnige untersuchen, daß keine Kinder erfaßt sind, die im Handlungsteil durch ihre motorische Behinderung größere Schwierigkeiten hätten und daß alle Kinder als Muttersprache Deutsch hatten.

Eine erste Ordnung der psychologischen Befunde nach dem Gesichtspunkt EEG unauffällig bzw. auffällig erbrachte keinerlei Zusammenhang. Daraufhin bildeten wir 3 Gruppen nach dem Gesichtspunkt: EEG unauffällig, d. h. im Rahmen der physiologischen Spielbreite und Grenzbefund, leicht auffällig,

d. h. leicht diffus abnorm ohne Herdzeichen, ohne Paroxysmen und schwer auffällig, d. h. Paroxysmen, Herdzeichen und schwere Allgemeinveränderungen. In der Gruppe der unauffälligen EEGs sind 19 Fälle, in der Gruppe der leicht auffälligen 22, in der der schwer auffälligen 15. Wir wissen, daß die Anzahl der Fälle viel zu gering ist, um mehr als einige Hinweise zu liefern.

Wir fanden bei den unauffälligen EEGs einen durchschnittlichen Gesamt-IQ von 92, einen V-IQ von 90, einen H-IQ von 96. Der Zusammenhang zwischen V-IQ und H-IQ beträgt r = 0,67. Bei den V-IQs wurde eine Streuung von 11,9, bei den H-IQs eine von 18,2 gefunden; dieser Unterschied ist signifikant (2—5%).

Bei den leicht auffälligen EEGs betrugen die Durchschnittswerte des G-IQs = 95, der V-IQs = 92, der H-IQs = 99. Der Zusammenhang zwischen V-IQ und H-IQ beträgt r = 0,70. Der Unterschied der Streuungen zwischen den V-IQs (14,4) und H-IQs (21,4) ist wieder signifikant (1—2%).

Bei den schwer auffälligen EEGs fanden wir einen durchschnittlichen G-IQ von 85, V-IQ von 87, H-IQ von 86. Der Zusammenhang zwischen V-IQ und H-IQ ist r = 0,74. Der Unterschied der Streuungen zwischen den V-IQs (13,6) und den H-IQs (19,9) hat eine Wahrscheinlichkeit von über 5%.

Die Differenzen zwischen V- und H-IQ sind weder beim unauffälligen noch beim leicht auffälligen EEG signifikant, haben jedoch nur eine Wahrscheinlichkeit zwischen 5 und 10%. Beim stark auffälligen EEG hingegen besteht praktisch kein Unterschied zwischen durchschnittlichen Verbal- und Handlungs-IQ.

Eine Prüfung der Mittelwertsunterschiede der Gesamt-IQs bei unauffälligen und stark auffälligen EEGs gibt eine Wahrscheinlichkeit zwischen 10 und 50%; der Unterschied der Verbal-IQs hat eine Wahrscheinlichkeit von über 50%; bei den H-IQs beträgt die Wahrscheinlichkeit der Mittelwertsunterschiede zwischen 10 und 50%.

Bei leicht auffälligen und stark auffälligen EEGs sind die Mittelwertsunterschiede auch nicht signifikant, doch beträgt die Wahrscheinlichkeit bei den H-IQs nur zwischen 5 und 10%.

Von den Subtests des Hawik schien uns im Hinblick auf den Zusammenhang mit dem EEG das Zahlennachsprechen zur Prüfung der unmittelbaren Merkfähigkeit sowie der Mosaik-Test und das Figurenlegen zur Beurteilung der Gestalterfassung besonders bedeutsam. Die Durchschnittswerte in den eben genannten Subtests waren beim leicht auffälligen EEG wieder höher als beim unauffälligen und beim stark auffälligen (unauffälliges EEG – ZN = 8,0, MT = 10,0, FL = 9,16; leicht auffälliges EEG – ZN = 9,6, MT = 10,77, FL = 9,77; stark auffälliges EEG – ZN = 7,27, MT = 8,87, FL = 7,93).

Die Differenz zwischen Mosaik-Test und Figurenlegen hat in allen EEG-Gruppen eine Wahrscheinlichkeit zwischen 10 und 50%.

Der Zusammenhang zwischen Mosaik-Test und Figurenlegen beträgt beim unauffälligen EEG r = 0,48, beim leicht auffälligen r = 0,59, beim stark auffälligen r = 0,62.

Die Prüfung der Streuungsunterschiede zwischen Mosaiktest und Figurenlegen ergab bei den leicht auffälligen EEGs einen signifikanten Wert (1%).

Die Mittelwertsunterschiede des Mosaik-Testes und des Figurenlegens bei unauffälligen und stark auffälligen EEGs haben eine Wahrscheinlichkeit zwischen 10 und 50%, ebenso bei leicht und stark auffälligen EEGs. Während der Unterschied der Mittelwerte im Subtest Zahlennachsprechen bei unauffälligen und stark auffälligen EEGs eine Wahrscheinlichkeit von über 50% hat, beträgt sie bei leicht auffälligen und stark auffälligen EEGs nur zwischen 5 und 10%.

Außerdem prüften wir noch die Verteilung der psychologischen Ergebnisse auf die oben genannten 3 EEG-Gruppen mit der Chi-Quadrat-Methode. Wir fanden keinen signifikanten Unterschied zwischen den einzelnen EEG-Gruppen und der Verteilung der IQs in diesen Gruppen, wobei der IQs in die Werte unter 90 und über 90 zusammengefaßt wurden. Eine Gegenüberstellung der Ergebnisse im Figurenlegen (Zusammenfassung der Resultate in die Gruppe 7 WP und darunter, 8 WP und darüber) ergab eine Wahrscheinlichkeit zwischen 5 und 10%, beim MT eine Wahrscheinlichkeit zwischen 10 und 50%, beim ZN hingegen nur eine Wahrscheinlichkeit zwischen 2 und 5%, d. h. bei diesem zuletzt genannten Subtest sind die unterschiedlichen Leistungen in den einzelnen EEG-Gruppen signifikant. Beim CPM war keine nachweisbare unterschiedliche Verteilung in den einzelnen EEG-Gruppen zu finden.

Literatur

Ellingson, R. J.: Relationship Between EEG and Test Intelligence: a Commentary. Psychol. Bull., **65,** 91—98 (1966).

— R. C. Wilcott, R. C. Sineps, and F. J. Dudek: EEG Frequency-Pattern Variation and Intelligence: A Correlational Study. EEG clin. Neurophysiol., **9,** 657—660, (1957).

Gastaut, H.: Correlations Between the Electroencephalographic and the Psychometric Variables (MMPI, Rosenzweig, Intelligents Tests). EEG clin. Neurophysiol., **12,** 226—227 (1960).

Knott, J. R., H. Friedmann, and R. Bardsley: Some Electroencephalographic Correlates of Intelligence in Eight-Year- and Twelve-Year-Old Children. J. exp. Psychiol. **30,** 380—391 (1942).

Kreezer, G.: The Dependence of the Electro-Encephalogram Upon Intelligence Level. Psychol. Bull., **34,** 769—770 (1937).

— and F. W. Smith: The Relation of the Alpha Rhythm of the Electroencephalogram and Intelligence Level in the Nondifferentiated Familiar Type of Mental Deficiency. J. Psychol., **29,** 47—51 (1950).

Shagass, Ch.: An Attempt to Correlate the Occipital Alpha Frequency of the Electroencephalogram With Performance on a Mental Ability Test. J. exp. Psychol., **36,** 88—92 (1946).

Vogel, W., and D. M. Broverman: Relationship between EEG and Test Intelligence: A Critical Review. Psychol. Bull. **62,** 132—144 (1964).

— —, A Reply to "Relationship Between EEG and Test Intelligence: A Commentary". Psychol. Bull., **65,** 99—109 (1966).

Anschrift der Verfasserin: Dr. Gertrud Danninger, Neurologisches Krankenhaus der Stadt Wien, Rosenhügel, Abteilung für entwicklungsgestörte Kinder, Pav. XVII, Versorgungsheimplatz 1, A-1130 Wien, Österreich.

Neuropathologie des organischen Psychosyndroms

Von

Gerhard Veith

Pathologisches Institut der Krankenanstalten in Bethel, Deutschland
(Leiter: Prof. Dr. G. Veith)

Mit 3 Abbildungen

Zusammenfassung

Die Stellung des Pathologen zur Neuropathologie des organischen Psychosyndroms ist dadurch geprägt, daß dieser nur in der Lage ist, Hirnbefunde von Verstorbenen zu demonstrieren, die seelische Störungen zeigten. Von Einzelfällen abgesehen wird er nicht sagen können, wo in dem weiten Feld zwischen Anlage und Umwelt der strukturelle Schaden anzusiedeln ist, und in welchem Umfang er das Bild der Persönlichkeit geprägt hat. Die Erfahrungen über das organische Psychosyndrom sind derzeit noch begrenzt. Es bleibt der zukünftigen Forschung überlassen, ob durch systematische vergleichende klinische und anatomische Untersuchungen weitergehendere und differenziertere Aussagen möglich sein werden.

Summary

Neuropathology of the Organic Psycho-Syndrome

The pathologist's attitude to the neuropathology of the organic psycho-syndrome is conditioned by the fact that he can only demonstrate brain diagnoses on deceased persons who had shown psychiatric disturbances. Apart from individual cases, he will not be in a position to say where within the broad area between heredity and environment the structural damage should be located and to what extent it had formed the personality. Experience of the organic psycho-syndrome is at present still limited. Future research must decide whether systematic comparative clinical and anatomical studies will enable further reaching and more differentiated statements to be made.

In einem Vortrag über Erkennung und Bedeutung leichtgradiger frühkindlicher Hirnschäden stellt Lempp ausdrücklich fest: „Es gibt keine cerebrale Schädigung, die nicht auch eine psychopathologische Änderung zur Folge hätte. Diese kann zwar so verdünnt sein, daß sie sozial nicht auffällt, ja daß sie unter Umständen gar nicht als Krankheit oder Störung, sondern einfach als Charakterbesonderheit imponiert." Dem Pathologen stellt sich die Frage, ob diese von klinischer Seite gegebene Formulierung umkehrbar ist; darf er, wenn er einen früherworbenen Schaden nachweist, folgern, daß der Betroffene während des Lebens psychopathologische Änderungen hatte oder Charakterbesonderheiten bot? Von einigen Krankheitsbildern abgesehen wird er wohl mit einigem Erschrecken eine solche Aussage ablehnen. Seine Ablehnung wird er damit begründen, daß systematische Untersuchungen, in denen klinisches Erscheinungsbild und klinisch vermutete Ursachen einer Störung mit dem anatomischen Hirnbefund korreliert sind, fehlen. Kein Pathologe verfügt über eine ausreichende Zahl histologisch untersuchter „Normalgehirne", d. h. über Gehirne von Verstorbenen, die nachweislich psychopathologisch unauffällig und ohne Charakterbesonderheiten waren. Damit fehlt ihm auch die Kenntnis über die noch im Normalbereich liegenden Variationen. Dem Betrachter eines Hirnschadens bleibt schließlich verborgen, was als Anlage vorlag; nur selten hört er etwas über Milieuschäden. Die zusammenfassende Untersuchung von ZÜBLIN über chromosomale Aberrationen und Psyche sowie klinische Darstellungen, so zuletzt von ASPERGER, zeigen, wie groß das Ursachengefüge ist, das ein Psychosyndrom prägt. Bei dieser Situation kann ich das mir gestellte Thema nur mit großer Zurückhaltung behandeln.

Die anatomisch faßbaren Hirnschäden, die mit einer geistigen Behinderung der Kinder verbunden sind, können in jeder Phase der Embryofetalperiode, perinatal und postnatal entstehen. Mit zunehmender Hirnreifung werden sie seltener.

Zunächst sollen einige Probleme erörtert werden, die sich aus dem Vergleich zwischen cerebralen Verbildungen unterschiedlicher Schweregrade und klinischen Daten ergeben. Im Falle einer Mikrencephalie mit Pachygyrie oder der diffusen, alle Lappen symmetrisch betreffenden Migrationshemmung kann der Pathologe ohne Bedenken auf einen Schwachsinn der Betroffenen schließen. Aus den Befunden kann er jedoch nicht ableiten, ob die Kranken eine Epilepsie hatten. Bei circumscripten Migrationsstörungen sind Rückschlüsse auf eine geistige Behinderung bereits nicht mehr möglich. Als Beispiel dienen zwei Gehirne mit fast identischen Heterotopien grauer Massen in das parietale Mark der linken Hemisphäre mit Einschluß des Gebietes der parietalen Insel. In dem einen Fall ist ein angeborener Schwachsinn und eine seit dem 3. Lebensjahr bestehende Grand mal-Epilepsie angegeben. Der andere Kranke lernte verspätet laufen und nur sehr schwer sprechen. Ausdrücklich wird auf die gut entwickelten Geisteskräfte und die guten schulischen Leistungen hingewiesen. Psychische Auffälligkeiten sind nicht erwähnt. Im 11. Lebensjahr treten zunächst Jackson-Anfälle und später überwiegend generalisierte Krampfanfälle auf. Dieser Kranke gibt als Aura ein Krampfgefühl der rechten Hand an; neurologische Ausfälle fehlen. — Noch vielfältiger sind die klinischen Erscheinungen bei Heterotopien um das Hinterhorn eines Seitenventrikels. In dem einen Fall ist ein angeborener Schwachsinn erwähnt, häufiger sind Intelligenzdefekte nicht angegeben. Besteht eine Epilepsie, sind die Anfallsformen sehr variabel: Grand mal-Epilepsien, kombinierte und reine psychomotorische Epilepsien kommen vor. Eine gleichartig lokalisierte Heterotopie sehen wir bei einer Gemeindeschwester, die durch Suicid endete. Sie soll eine sehr schwierige, psychopathische Persönlichkeit gewesen sein. Ein äußerer Anlaß für den Suicid war nicht zu erurieren. Im Falle einer Epilepsie könnte die psychopathische Wesensänderung (TÉLLEZ, PETERS u. a.) als Erscheinung des Anfallsleidens betrachtet werden. Es fehlt uns aber die Erfahrung, ob wir auch beim Nichtepileptiker Beziehungen zwischen cerebraler Verbildung, psychopathischer Persönlichkeit und auch dem Suicid herstellen dürfen. Andererseits läßt diese Beobachtung fragen, inwieweit die psychopathische Wesensänderung eines

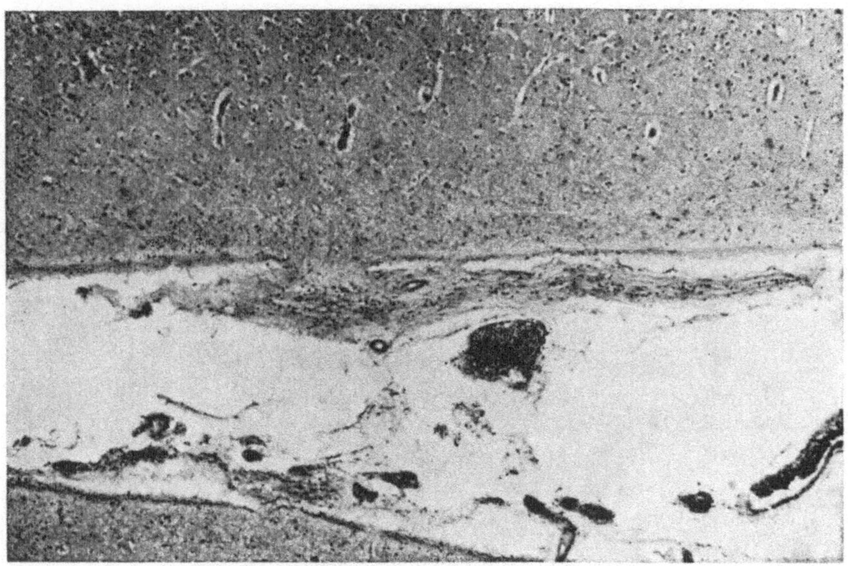

Abb. 1. Bandförmige Verlagerung von Nervengewebe in die Meningen. 22-jähr. Epileptiker (Vergr. 95 ×)

Epileptikers durch eine Strukturstörung mitgeprägt werden könnte. Diese Frage hat auch TÉLLEZ aufgeworfen.

Noch schwieriger sind die so häufigen geringen Störungen der Migration und Rindendifferenzierung zu bewerten. Sie sind nicht selten mit einer geringen, bevorzugt die Vorderhörner betreffenden, manchmal auch asymmetrischen Ventrikelerweiterung verbunden. Zu den Mikrodysgenesien rechnen wir die Vermehrung von Ganglienzellen in der I. Rindenschicht und im subcorticalen Mark, wenn sie mit Nestern großer Ganglienzellen in der I. Rindenschicht, mit bandförmigen Verlagerungen oder Prolapsen von Nervengewebe in die Meningen verbunden sind (Abb. 1 u. 2). Die kleinen äußeren Heterotopien sind nicht selten um fehlorientierte Rindengefäße entwickelt.

Die Abb. 2 stammt von einem 19jährigen Fürsorgezögling, der an einer Grippepneumonie starb. Entsprechende Störungen der Rindendifferenzierung waren in Schnitten aus allen Lappen des Großhirnes nachzuweisen. Nach den

Akten wurde das Kind unehelich geboren. Bis zum 6. Lebensjahr wuchs es bei der Mutter und Großmutter auf, die den Jungen sehr verwöhnten. Als er 7 Jahre alt war, heiratete die Mutter. Der Stiefvater soll den Jungen stets sehr hart angefaßt haben. Er habe nie eine innere Beziehung zu dem Kind gefunden. Im 10. Lebensjahr wurde ein angeborener Herzfehler festgestellt. In der Schule war der Junge ein Außenseiter. Die schulischen Leistungen waren gut bis befriedigend. Mit 15 Jahren wurde er wegen Kameradendiebstahls fristlos aus der kaufmännischen Lehre entlassen. Auch aus der zweiten Lehrstelle wurde er entlassen, da er unzuverlässig war und nichts leistete. Die Berufsschule besuchte

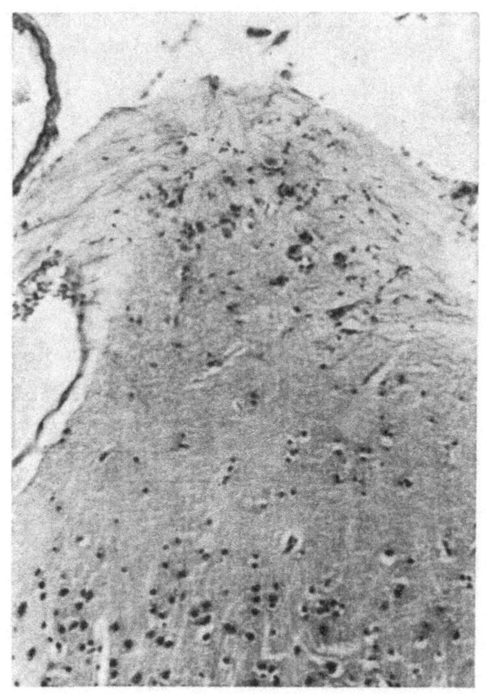

Abb. 2. Von Ganglienzellen durchsetzter Prolaps über die Hirnoberfläche. 19-jähr. Fürsorgezögling (Vergr. 180 ×)

er nur sehr unregelmäßig. Zu Hause kam es zu harten Auseinandersetzungen. Dem Vater entwendete er öfters Geldbeträge. Im Jugendhof seiner Heimatstadt stahl er ein Radiogerät und kam mit der Staatsanwaltschaft in Berührung. Wiederholt bedrohte er die Mutter und würgte sie. Über das Jugendamt kam er in freiwillige Heimerziehung. Im Heim war der Junge fast übereifrig, zeitweise aber auch massiv trotzig und distanzlos. Von den Kameraden wurde er abgelehnt. Seine Freizeit verbrachte er stets allein. Ein Jahr vor dem Tod wurde erfolgreich eine Aorten-Isthmusstenose operiert. Die Verhaltensstörungen des Jungen wurden wesentlich auf die körperliche Schwächlichkeit bei angeborenem Herzfehler und auf den falschen Einfluß im Elternhaus zurückgeführt. Wenn man die disseminierten Mikrodysgenesien betrachtet, wird man fragen, ob nicht auch Beziehungen zwischen den cerebralen Strukturabweichungen und den Verhaltensstörungen des Jugendlichen bestehen.

Diese Frage wird sicher von der Mehrzahl der Neuropathologen und Psychiater abgelehnt. Allgemein werden die Mikrodysgenesien als Variationen einer noch normalen Hirnentwicklung betrachtet. Sie kommen beim befundlosen Schwachsinn und auch in „Normalgehirnen" vor. In Epileptikergehirnen treten sie auffallend häufig und deutlich zutage, wie schon A. JAKOB und SCHOLZ feststellten. A. JAKOB warnt nachdrücklich vor einer Überbewertung dieser Befunde.

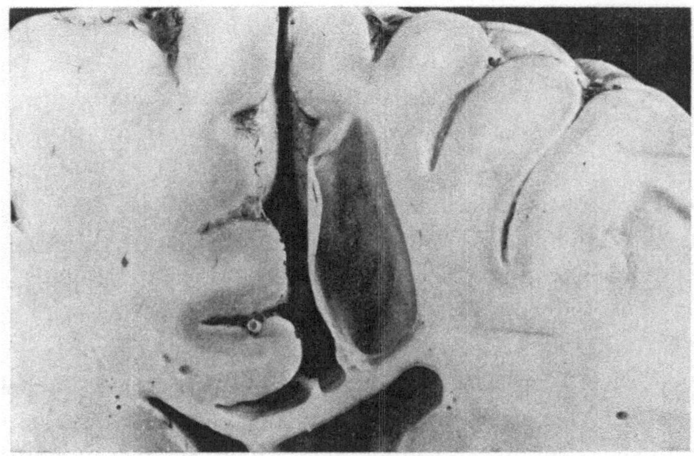

Abb. 3. Perinatal entstandene Cyste im medialen Schläfenlappen mit Zerstörung des Gyrus cinguli und mäßiger Ausziehung des Seitenventrikels. 24-jähr. Suicident

Wir haben nun aus ganz anderen Fragestellungen heraus die Gehirne von Totgeborenen und von Kindern, die in der Neugeborenenperiode, im Säuglingsalter und später starben, histologisch untersucht. In 18% der Gehirne finden wir Störungen der Migration und Rindendifferenzierung aller Schweregrade. Wie in den Epileptikergehirnen sind die schweren Differenzierungsstörungen seltener als die Mikrodysgenesien (VEITH u. WICKE). Von Interesse ist, daß von unseren 85 Fällen mit cerebralen Differenzierungsstörungen 54 (62%) mit peripheren Mißbildungen kombiniert sind. Sie werden regelmäßig beobachtet bei der Endokardfibroelastose des Herzens und oft bei Aortenatresien sowie Aorten-Isthmusstenosen. Es ist wahrscheinlich, daß viele dieser angeborenen Herzfehler durch eine embryonale Virusinfektion bedingt sind, die nach Abschluß der primitiven Herzentwicklung erfolgte (VEITH u. ZIEGLER). Bei den zu einem frühen Zeitpunkt der Embryogenese determinierten Herzfehlern fehlen die Differenzierungsstörungen. Oft sind sie vorhanden bei Mißbildungen des Urogenitalsystems, bei Atresien des Darmkanals, Extremitätenmißbildungen u. a. Unter den Extremitätenmißbildungen unserer Sammlung sind 3 Dysmeliekinder. Die aufgezeigten Korrelationen weisen darauf hin, daß die Störungen der Migration und Rindendifferenzierung nicht isoliert betrachtet werden können. Sie sind vielmehr Ausdruck eines Mißbildungs-Syndroms. Auch die geringen Störungen sind als pathologisch zu bewerten. — Mit Abschluß der peripheren Organgennose ist die Hirnentwicklung jedoch noch nicht abgeschlossen. Die Neuroblasten wandern bis zum 5. Schwangerschaftsmonat zur Rinde; die subpiale äußere Körnerschicht schwindet in manchen Hirnabschnitten erst am Ende der Gravidität. Die Gehirnentwicklung ist demnach noch während eines langen Zeitraumes der Fetalperiode empfindlich und kann gestört werden. Die auf das Gehirn beschränkten Differenzierungsstörungen sind daher genau so zu bewerten wie die mit peripheren Mißbildungen kombinierten. Die Schwangerschaftsanamnese ergibt nur selten pathogenetische Hinweise. In Einzelfällen ist ein Uterus myomatosus der Mutter oder eine Bauchhöhlenschwangerschaft angegeben; diese weisen auf eine Hypoxydose der Frucht durch gestörte Placentation hin.

Mit der Feststellung, daß auch die geringen Dysgenesien einen pathologischen Befund darstellen, liegt die Frage nahe, ob sie die Integration der Hirnfunktion stören können. Ihr Nachweis beim angeborenen Schwachsinn sowie bei Epileptikern mit und ohne Schwachsinn deuten auf solche Beziehungen hin. Darüber hinaus haben wir in einer — allerdings noch kleinen Kontrollgruppe — 19mal Störungen der Migration und Rindendifferenzierung beobachtet. Darunter sind sozial eingegliederte Psychopathen und disssoziale Persönlichkeiten, Suicidenten und Alkoholiker. Nur von drei Verstorbenen fehlen uns Angaben über die Biographie.

Nach den aufgezeigten Korrelationen sehen wir in den Mikrodysgenesien ein Signal, das auf eine mögliche tiefergreifende Störung der Hirnfunktion hinweist. Es ist noch unbekannt, welcher Art die Störung im Einzelfall ist, die dem Betrachter verborgen bleibt. Es können beispielsweise chromosomale Aberrationen, Defekte in Struktur- und Regulatorgenen, die Folgen einer embryofetalen Virusinfektion oder von Hypoxydosen der Frucht zugrunde liegen. Im Falle des Fürsorgezöglings mit Aortenstenose ist zu vermuten, daß die cerebralen Dysgenesien die Persönlichkeitsstruktur mitgeprägt und Anteil an den Verhaltensstörungen des Jugendlichen haben. Der Pathologe ist nach diesen Erfahrungen durchaus berechtigt, aufgrund nachgewiesener Differenzierungsstörungen der Hirnrinde zu fragen, ob bei den Betroffenen ein Psychosyndrom oder eine Epilepsie vorgelegen hatte. Er darf jedoch nicht ohne weiteres von dem anatomischen Befund auf eine cerebrale Funktionsstörung schließen.

Praenatal können noch andere vielfältige Schäden das Gehirn treffen. So finden wir gelegentlich die Folgen einer intrauterinen Hirnvenen- und Sinusthrombose mit älteren Markcysten und entsprechenden Rindenschäden. Zu erwähnen sind 26 Kindergehirne mit Encephalitis. In unserer Sammlung finden wir an Zahl abnehmend die Encephalomyokarditis, Toxoplasmose, Listeriose, Cytomegalie und nicht klassifizierbare Encephalitiden. Die intrauterine Meningitis ist selten. — Schließlich kommen praenatal entstandene ausgedehnte Nervenzellausfälle im Neugeborenengehirn vor, die bevorzugt die Ammonshornformation betreffen (VEITH). Es ist unbekannt, wie oft solche intrauterinen Hirnerkrankungen überlebt werden und dann an einer geistigen Behinderung teilhaben.

Wesentlich häufiger und für die Klinik bedeutsam sind die perinatalen Hirnschäden. Die meningealen, intracerebralen und Ventrikelblutungen sollen nur erwähnt werden. Hervorzuheben sind die Oedemschäden des Markes. Die periventrikulären Oedeme können zu kleinherdigen, über den Ventrikelumschlagstellen gelegenen Nekrosen führen. Werden sie überlebt, resultiert eine Markgliose. Abhängig von dem Ausmaß des Schadens sind die Seitenventrikel symmetrisch oder asymmetrisch erweitert. Diesen Befund sehen wir vorwiegend bei ehemals frühgeborenen und intrauterin dystrophen Kindern. – Eine weitere Folge des Markoedems sind Erweichungen, die haemorrhagisch sein können. Frontales und occipitales Mark sind bevorzugt betroffen. Die Erweichungen können in einer oder in beiden Hemisphären entwickelt sein und in das Ventrikelsystem oder in die Meningen einbrechen. Im Falle des Überlebens resultiert ein Porus.

Die Blutungen und Oedemschäden werden von vielen Autoren auf mechanische Einwirkungen unter der Geburt oder kurz nach der Geburt zurückgeführt (SCHWARTZ, SCHMIDT). Wir kommen zu einer anderen Deutung. Da sie dem Kinderkliniker bei der Beurteilung eines Hirnschadens pathogenetische Hinweise geben kann, soll sie kurz skizziert werden. Die Blutungen und Oedemschäden kommen bereits bei totgeborenen und durch Sectio entbundenen Kindern vor. Bei Tod innerhalb der ersten Lebenstage sehen wir bei der Sektion in der Regel Haut- und retroperitoneale Oedeme sowie kleine Ergüsse in serösen Höhlen. Histologisch finden wir in den Lungen oft hyaline Membranen oder Haemorrhagien. Die Hirnschäden werden gehäuft bei Kindern angetroffen, deren Mutter eine Praeeklampsie hatte; wir finden sie nach Placenta praevia, vorzeitiger Placentalösung und vorzeitigem Blasensprung, beim Hydramnion und verschiedenartigen anderen Placentaschäden, die zur intrauterinen Dystophie des Kindes führen können. Unseres Erachtens ist es nicht erwiesen, daß die Hirnschäden Folge einer mechanisch bedingten venösen Abflußbehinderung sind (SCHMIDT). Wir können auch die arterielle Versorgung des Marktes betrachten, wie sie von VAN DEN BERGH dargestellt wird. Die von den Ventrikelwänden in das Mark ziehenden Arterienäste anastomosieren nicht mit den zentripedal von den Meningen in das Mark ziehenden Arterienästen. Die Schäden bilden sich in den Grenzzonen dieser beiden arteriellen Versorgungsgebiete aus (*Letzte Wiesen* nach ZÜLCH). Bei dieser Betrachtungsweise sind die intracerebralen Schäden als Organmanifestation einer allgemeinen Oedem- und Blutungsneigung und als Folge einer Hypoxydose vorwiegend nach Placentarinsuffizienz zu deuten.

Ebenso bedeutungsvoll wie die geschilderten, schon makroskopisch erkennbaren Schäden sind die *elektiven Parenchymnekrosen*. Wie auch SCHMIDT zeigt, betreffen sie vorwiegend die Ammonshornformation, Großhirnrinde, Hirnkerne und Kleinhirn. Elektive Parenchymnekrosen sehen wir bei 18% der Totgeborenen und bei 33% der in der Neugeborenenperiode gestorbenen Kinder. Sie entstehen unter den gleichen Voraussetzungen wie die Oedemschäden, betreffen jedoch vorwiegend termingerecht geborene Kinder. Erwähnenswert sind die Läsionen bei 19 Neugeborenen, die in den ersten Lebenstagen gut gediehen, dann aber unter cerebralen Erscheinungen gestorben sind. Die Sektion ergibt eine Inselhyperplasie des Pankreas, die auf eine diabetische Stoffwechsellage der Mutter hinweist; mit einem gestörten Zuckerstoffwechsel der Kinder ist zu rechnen. – In einer Kontrollgruppe von 40 Kindern, die infolge von Mißbildungen verschiedenster Art gestorben sind, werden elektive Parenchymnekrosen nur einmal festgestellt; die Sektion ergibt schwammige Cystennieren. Die festgestellten Korrelationen lassen erkennen, daß die elektiven Parenchymnekrosen Folge einer Hypoxydose aus verschiedenster Ursache und nicht mechanischer Einwirkungen unter der Geburt sind. Da nur ein Teil der Kinder gekrampft hat, können die Läsionen auch nicht Krampffolge sein.

Elektive Parenchymnekrosen in der gleichen Lokalisation finden wir auch beim Tod im Säuglings- und Kleinkindesalter, und zwar in 41% der untersuchten Gehirne. Sie kommen besonders nach Säuglingsdyspepsie und -toxikose vor sowie auffallend oft bei Kindern, die nach anfangs harmlos erscheinenden Infekten starben; einige hatten ein Hyperpyrexiesyndrom. Auch bei der tödlich verlaufenden Pertussis sehen wir die Schäden. In allen Gruppen sind die elektiven Parenchymnekrosen häufiger als epileptische Reaktionen. Im Falle der Säuglingsdyspepsie und -toxikose sind Exsikkose, Acidose und Störungen des Energiehaushaltes als Ursache der Gewebsschäden anzusehen. Im Falle des Hyperpyrexiesyndroms kann zusätzlich der erhöhte Bedarf an Glukose bedeutungsvoll sein. Bei einigen Kindern mit ausgedehnten, das ganze Großhirn betreffenden Nekrosen ist klinisch eine Hypoglykämie nachgewiesen. In anderen Fällen ist die Ursache des zum Tode führenden Komas unbekannt. Auch diese Untersuchungsreihe zeigt, daß Hypoxydosen verschiedener Art die Gewebsschädigungen bedingen.

In diesem Zusammenhang sei kurz erwähnt, daß in den Säuglingsgehirnen dieser Reihe, besonders nach Toxikosen und Infekten, nicht selten nur histologisch faßbare meningeale und intracerebrale Venenthrombosen gefunden werden. Sie kommen einzeln oder multipel vor. Wir verfügen bisher über 14 Fälle. Sie sind prozentual häufiger als Sinusthrombosen. Die Folgen der venösen Abflußbehinderung, die in Epileptikergehirnen nicht selten sind, können in diesem Zusammenhang nicht besprochen werden.

Werden die elektiven Parenchymnekrosen überlebt, sehen wir charakteristische Folgen: es resultieren Ammonshornsklerosen und herdförmige oder laminäre Rindenausfälle des Großhirns. Wir finden Ausfallsherde in den Stammganglien, besonders im Thalamus, Ausfälle im Nukleus dentatus, im Olivenband und in anderer charakteristischer Lokalisation.

In Epileptikergehirnen sind Schäden mit diesem Verteilungsmuster häufig. Von SPIELMEYER, SCHOLZ, PEIFFER u. a. werden sie als Krampffolgen gedeutet. Die Ergebnisse aus der Kinderpathologie bringen neue Aspekte in der Beurteilung dieser Läsionen. Wie an anderer Stelle ausführlich besprochen wird (VEITH 1970), sind Ammonshornsklerosen und Schäden anderer Lokalisation bevorzugt bei frühem Anfallsbeginn entwickelt. Von 122 Kranken mit diesen Schäden sind in der Vorgeschichte 81mal Störungen der Gravidität, des Geburtsverlaufes sowie cerebrale Erscheinungen in der Neugeborenenperiode oder im Verlaufe vor Erkrankungen im Säuglings- und Kleinkindesalter angegeben. Berücksichtigt man, daß besonders in älteren Krankengeschichten Angaben über Schwangerschaft, Geburt und frühe Entwicklung fehlen, ist dieser bereits hohe Prozentsatz als unterste Grenze anzusehen. Für die frühe Genese der Schäden spricht auch, daß viele Kranke bereits vor Manifestation des Anfallsleidens geistig oder auch körperlich retardiert waren. Alle faßbaren Korrelationen weisen darauf hin, daß die Läsionen nicht Krampffolgen sind. Für den Morphologen stellt sich daher die Frage, ob nicht manches Psychosyndrom der Epileptiker durch einen organischen, vom Anfallsgeschehen unabhängigen Hirnschaden mitgeprägt wird. Systematische vergleichende klinische und pathologisch-anatomische Untersuchungen stehen noch aus.

Die Fälle sind selten, bei denen der Pathologe berechtigt ist, psychopathische Änderungen weitgehend mit einem Hirnprozeß zu erklären. Bei einem Jungen treten im 10. Lebensjahr kleine und große Anfälle auf. Psychomotorische Anfälle sind nicht erwähnt. Da die Geburt 26 Stunden gedauert hat, wird eine Epilepsie nach frühkindlichem Hirnschaden angenommen. Die Sektion ergibt ein Ependymom in einem Schläfenlappen. Bei der Durchsicht der Krankengeschichte finden wir psychische Störungen, die auf eine Beteiligung des Temporallappens bzw. des limbischen Systems hinweisen (Malamud). So wird von einer außerordentlichen Reizbarkeit gesprochen, die zeitlich etwa mit dem Beginn des Anfallsleidens einsetzt. Immer wiederkehrende Verstimmungszustände und psychotische Episoden werden erwähnt, die letzteren als endogen gedeutet. — Bei einem anderen Kind mit einer psychomotorischen Epilepsie seit dem 6. Lebensjahr ergibt die Sektion einen Mißbildungstumor im medialen Schläfenlappen. Psychische Störungen haben schon lange vor der Manifestation der Epilepsie bestanden. Aus einem Arztbericht geht hervor, daß das Kind bereits mit 16 Monaten auffallend agil und störrisch ist. Die Mutter berichtet von einer ständigen Unruhe. Später, als das Anfallsleiden schon manifest war, ist in jeder Krankenblatteintragung erwähnt, daß das Kind sehr reizbar, unruhig, leicht enthemmt und aggressiv ist; bei ihren „Böcken" entwickelt sich das kleine Persönchen zur Atombombe, das nicht vor Tätlichkeiten gegen die Schwester oder den Arzt zurückschreckt. In der Sonderschule steht es plötzlich auf, schlägt die Kinder, zerreißt deren Hefte und schimpft unmotiviert. Dann ist das Kind wieder anlehnungsbedürftig, freundlich und hilfsbereit. Es vermag einzusehen, daß sein Verhalten nicht richtig ist; im nächsten Augenblick kann es wieder explodieren.

Auch beim Nichtepileptiker können Schäden im limbischen System für ein Psychosyndrom bedeutsam sein. Bei einem 24jährigen Mann, der durch Suicid endete, finden wir eine große Cyste im rechten medialen Parietallappen (Abb. 3). Der Gyrus cinguli zeigt eine über den Porus hinausgehende Narbenschrumpfung. Der Schaden ist perinatal entstanden; bald nach der Zwillingsgeburt fällt eine Lähmung des linken Fußes auf, die später wegen der zunehmenden Spastik wiederholte operative Eingriffe erforderlich macht. Der Familie ist der Junge zugewandt. In der Schule ist er ein Einzelgänger. Manchmal ist er über mehrere Tage hin verstimmt. Er zieht sich zurück und ist zu keinem Gespräch zu bewegen. In manchen Situationen fällt eine gesteigerte Affekterregbarkeit auf. Höhere Schule und juristisches Studium werden mit sehr gutem Erfolg beendet. Während der ersten Station seiner Referendarzeit tritt unerwartet eine Psychose auf, die als endogen gedeutet wird. Der Kranke äußert, daß ihn die Tätigkeit bei der Staatsanwaltschaft belaste und unsicher mache. Nach Abklingen der Episode geht er wieder zur Staatsanwaltschaft zurück. Nach kurzer Zeit folgt ein zweiter psychotischer Schub. Anschließend lebt der Kranke im Elternhaus und wird ambulant behandelt. Zwei Nächte vor der Hochzeit seiner jüngeren Schwester nimmt er den ganzen Vorrat an Psychopharmaka ein. Eine Stunde später weckt er die Eltern. Er bittet den Vater, ihn sofort in ein Krankenhaus zu bringen, er habe in suicidaler Absicht die Tabletten genommen. Bei der Krankenhausaufnahme ist er bei Bewußtsein, er drängt die Ärzte, rasch zu handeln. Während der Magenspülung setzt ein Status epilepticus ein, der nicht zu beherrschen ist.

Die Lokalisation des perinatalen Schadens ist sicher für das im Jugendalter beobachtete Psychosyndrom bedeutsam. Die Cyste mit teilweiser Zerstörung des Gyrus cinguli wird — vergleichbar den Auswirkungen von Tumoren im Bereich des limbischen Systems (Malamud) — das Auftreten psychotischer Episoden und schließlich des tödlichen Status epilepticus begünstigt haben. Der Schaden allein erklärt aber sicher nicht den ganzen Krankheitsablauf. Es wird vom Standpunkt eines jeden Betrachters abhängen, welches Gewicht er den Umwelteinflüssen der letzten Lebenszeit zuerkennt. Die den Kranken belastende oder vielleicht auch überfordernde Tätigkeit bei der Staatsanwaltschaft und später die bevorstehende Hochzeit der Schwester werden von dem einen nur als auslösendes Moment oder als Gelegenheitsursache, von dem anderen aber als entscheidende Umweltseinflüsse angesehen. Der Psychiater, der den zuletzt Kranken behandelte ist auch nach Kenntnis des anatomisch nachgewiesenen Schadens der Meinung, daß eine endogene Psychose und nicht eine Psychose vom exogenen Reaktionstyp vorlag; das klinische Erscheinungsbild spräche jedenfalls gegen unsere Deutung.

Die Untersuchung wurde durch das Landesamt für Forschung Nordrhein-Westfalen gefördert.

Literatur

Asperger, H.: Ursachenlehre. Hdb. Kinderheilk. Bd. VIII/1 S. 780. Berlin—Heidelberg—New York: Springer, 1969.

— Konstitutionell bedingte psychische Störungen. Neuropathie, vegetative Dystonie. Hdb. Kinderheilk. Bd. VIII/1 S. 850. Berlin—Heidelberg—New York: Springer, 1969.

— Psychopathie. Hdb. Kinderheilk. Bd. VIII/1 S. 888. Berlin—Heidelberg—New York: Springer, 1969.

Jakob, A.: Zur Pathologie der Epilepsie. Zschr. Neurol. **23,** 1 (1914).

— Anatomie und Histologie des Großhirnes. I. Bd. Leipzig—Wien: Deuticke, 1927.

Jacob, H.: Angeborener erblicher Schwachsinn einschließlich „befundlose Idiotien", sowie Megalencephalie bei angeborenem Schwachsinn. Hdb. spez. Path. Bd. XIII/4 S. 58. Berlin—Göttingen—Heidelberg: Springer, 1956.

— Verlaufspathologie bei Entwicklungsstörungen des Zentralnervensystems. Fortschr. Neurol. **26,** 120 (1958).

Lempp, R.: Erkennung und Bedeutung leichtgradiger frühkindlicher Hirnschäden. In: Diagnose und Therapie cerebraler Bewegungsstörungen im Kindesalter. S. 186. Frechen: Bartmann, 1969.

Malamud, N.: Psychiatric disorder with intracranial tumors of limbic system. Arch. Neurol. **17,** 113 (1967).

Peiffer, J.: Morphologische Aspekte der Epilepsie. Berlin—Göttingen—Heidelberg: Springer, 1963.

Peters, U. H.: Das pseudopsychopathische Affektsyndrom der Temporallappenepileptiker. Nervenarzt **40,** 75 (1969).

Schmidt, H.: Untersuchungen zur Pathogenese und Ätiologie der geburtstraumatischen Hirnschädigungen Früh- und Reifgeborener. Stuttgart: Fischer, 1965.

— Befunde einer histologischen Untersuchung über die Sauerstoffmangelempfindlichkeit des frühkindlichen Hirngewebes und ihre Deutung. Acta Neuropath. (Berlin) **4**, 402 (1965).

SCHOLZ, W.: Die Krampfschädigungen des Gehirnes. Berlin–Göttingen–Heidelberg: Springer, 1951.

SCHWARTZ, PH.: Geburtsschäden bei Neugeborenen. Jena: Fischer, 1964.

SPIELMEYER, W.: Der gegenwärtige Stand der Epilepsieforschung. III. Teil. Anatomisches. Zschr. Neurol. **89**, 360 (1924).

TÉLLEZ, A.: Die epileptische Wesensänderung. Nervenarzt **38**, 49 (1967).

VEITH, G.: Probleme des frühkindlichen Hirnschadens aus der Sicht des Morphologen. In: ELERT und HÜTER: Prophylaxe frühkindlicher Hirnschäden. S. 4. Stuttgart: Thieme, 1966.

— Anatomische Studie über die Ammonshornsklerose im Epileptikergehirn. Dtsch. Z. Nervenheilk. **197**, 293 (1970).

— WICKE, R.: Cerebrale Differenzierungsstörungen bei Epilepsie. In: Jahrbuch 1968, Landesamt für Forschung Nordrhein-Westfalen. S. 515. Köln–Opladen: Westdeutscher Verlag.

— ZIEGLER, H.-K.: Fehlbildungen des Gehirnes bei Endokardfibroelastose. Beitr. path. Anat. **132**, 160 (1965).

ZÜBLIN, W.: Chromosomale Aberrationen und Psyche. Basel–New York: Karger, 1969.

ZÜLCH, K. J.: Mangeldurchblutung an der Grenzzone zweier Gefäßgebiete als Ursache bisher ungeklärter Rückenmarksschädigungen. Dtsch. Z. Nervenheilk. **172**, 81 (1954).

Anschrift des Verfassers: Prof. Dr. G. VEITH, Pathologisches Institut der Krankenanstalten, D-4813 Bethel, Deutschland.